dtv

15 Prozent der deutschen Kinder sind übergewichtig – 2030 werden es voraussichtlich bis zu 50 Prozent sein. Wie kommt es zu einer solch alarmierenden Entwicklung? Dr. Stephan Valentin hat sich auf die Suche nach den verschiedenen Dickmachern begeben und erkennt sie vor allem im heutigen Lebensstil: Fastfood und Außer-Haus-Verpflegung, Bewegungsmangel und massive Werbung der Nahrungsmittelindustrie. Neben seiner umfassenden und scharfsichtigen Ursachenanalyse weiß der Kinderpsychologe aber auch Rat: Er zeigt, wann Übergewicht bei Kindern krankhaft ist, was man dagegen unternehmen kann und welche Spezialeinrichtungen empfehlenswert sind. Darüber hinaus gibt er viele Anregungen für eine ausgewogene Ernährung und Lebensweise und verrät die besten Rezepte aus der gesunden Profiküche.

Dr. Stephan Valentin hat Schauspiel und Psychologie studiert und ist Kinderpsychologe in Paris. Daneben schreibt er Sachbücher, Romane, Erzählungen und Drehbücher, für die er mehrfach ausgezeichnet wurde. Von ihm ist u. a. erschienen: ›Der Ameisenfeind‹ (2000), ›Vielfarben‹ (2002) und ›Mein Kind schläft durch‹ (2005).

Stephan Valentin

Wenn Kinder zu viel wiegen

Ein Elternratgeber

Deutscher Taschenbuch Verlag

Der Autor dankt den Beiträgern zu diesem Buch: Dr. Robert Jaeschke für das Kapitel »Übergewicht und Bewegung«, Dr. Dirk Dammann für das Kapitel »Adipositasbehandlung in der stationären Rehabilitation« und Miriam Eisenhauer für das Kapitel »Mein Kind und seine Ernährung«.

Originalausgabe
April 2008
© Deutscher Taschenbuch Verlag GmbH & Co. KG,
München
www.dtv.de
Das Werk ist urheberrechtlich geschützt.
Sämtliche, auch auszugsweise Verwertungen bleiben vorbehalten.
Umschlagkonzept: Balk & Brumshagen
Umschlaggestaltung: Stephanie Weischer unter Verwendung
eines Fotos von gettyimages/SambaPhoto
Satz: Greiner & Reichel, Köln
Gesetzt aus der Meridien 9,25/11,5˙
Druck und Bindung: Druckerei C. H. Beck, Nördlingen
Gedruckt auf säurefreiem, chlorfrei gebleichtem Papier
Printed in Germany · ISBN 978-3-423-34469-2

Inhalt

Vorwort

Für uns ist in der heutigen hektischen Welt Zeit zum wertvollsten Gut geworden. Keiner hat mehr Zeit, sich um das Wichtigste, die Familie und die Gesundheit, zu kümmern. Die Werte haben sich verschoben, wir sind auf dem Egotrip im Jagdrevier der Nebensächlichkeiten. Und da wir so »eingespannt und ausgelastet« sind und uns mit so vielen anscheinend »großen« Dingen befassen müssen, fehlt uns die Zeit für das scheinbar »Nebensächliche«: gesund leben zum Beispiel.

Ja, ein gesundes Leben zu führen kostet Zeit. Es dauert viel länger, etwas frisch zu kochen und sich anschließend mit der ganzen Familie an den Tisch zu setzen und die Mahlzeit gemeinsam zu genießen. Eigentlich ein schönes und wertvolles Miteinander – doch wir haben so wenig Zeit dafür.

Es kostet auch Zeit, sich täglich eine halbe Stunde an der frischen Luft zu bewegen. Nur jeder Fünfte geht täglich einen Kilometer. Dabei tut uns Bewegung spürbar und irgendwann auch sichtbar gut. Sie aktiviert unsere grauen Zellen und lässt uns kreativer werden – und macht außerdem richtig Spaß!

Gesunde Ernährung und regelmäßige Bewegung sollten uns (wieder) eine Selbstverständlichkeit sein. Nicht zuletzt mit Blick auf unsere Kinder, denn sie sind die Leidtragenden eines hektischen und wenig achtsamen Lebensstils. Slowfood statt Fastfood, ein aktives Leben mit Lust und Genuss gestalten, statt nur passive Konsumenten sein – das sollten wir zu unserer Devise machen.

Nehmen wir uns bewusst Zeit für ein gesundes Leben – zu

unserem eigenen Wohl und zum Wohl unserer Kinder. Seien wir ihnen ein Vorbild, stecken wir sie an mit unserem Vergnügen daran, fit und beweglich zu sein. Denn das ist Lebensqualität und alles andere als nebensächlich.

Rosi Mittermaier und Christian Neureuther

Welche Funktion hat die Nahrung?

Der Mensch kann ohne Nahrung nicht leben. Essen und Trinken gehören daher zu seinen Grundbedürfnissen. Nahrung liefert dem menschlichen Körper die Energie und die Nährstoffe, die für sein Wohlbefinden und seine Gesundheit unabdingbar sind. Alle Nährstoffe müssen in ausreichender Menge zur Verfügung stehen, aber unser Körper benötigt nicht alle in der gleichen Menge. Es gibt auch kein Lebensmittel, das ausschließlich alle wichtigen Nährstoffe besitzt. Deshalb ist ein ausgewogener Speiseplan so wichtig und sollte folgende Lebensmittel beinhalten: Früchte und Gemüse, Brot, Kartoffeln, Milch und Milchprodukte, Fleisch, Fisch, Eier und Getränke.

Kohlenhydrate z. B. sind Brenn- und Energiestoffe und erzeugen im menschlichen Körper Wärme und Kraft. Fett braucht der Körper für die Aufnahme von fettlöslichen Vitaminen (Vitamin A, D, E und K). Darum ist es auch so wichtig, Karottensaft einen Tropfen Öl hinzuzufügen. Nur in Verbindung mit Fett kann das Vitamin A die Darmwand passieren. In der Nahrung sind auch Stoffe enthalten, die uns vor Krankheiten schützen und viele Vorgänge im Körper regeln. So sorgen Eiweiße für den Aufbau und die Erhaltung der Körpersubstanz und sind zuständig für die Bildung von Enzymen, Zellen, Hormonen und roten Blutkörperchen.

Wasser hat ideale Eigenschaften für unseren Körper. Alle chemischen Reaktionen, die in unserem Körper ablaufen, benötigen es. Denn Wasser ist zugleich Lösungsmittel, Transportmittel, Kühlmittel, Reaktionspartner und Baustoff. Alle Körperflüssigkeiten bestehen zum großen Teil aus Wasser, z. B. das Blut, das für den Transport von Stoffen und Zellen von einem Ort im Körper zum anderen sorgt. Haben wir Fieber, schaltet der Körper sein Wasserkühlsystem ein. Wasser wird beim Schwitzen rasch über die Hautporen ausgeschieden. Wasser ist Hauptbestandteil unserer Muskeln.

Lebensmittel sind aber mehr als nur Nahrung. Ernährt der Mensch sich gesund, schützen ihn die Lebensmittel vor Krankheiten wie Krebs, Übergewicht oder Herzerkrankungen. Richtige Ernährung als gesundheitserhaltende Maßnahme steht daher nicht nur im Interesse der Krankenkassen, sondern sollte auch das Anliegen jedes Einzelnen sein.

Schon Hippokrates wusste, dass es Krankheiten gibt, die nur durch Nahrung geheilt werden können. In Asien, Afrika oder bei Naturvölkern gehören bestimmte Gemüsesorten, Früchte und Tränke aus Heilpflanzen zur traditionellen Medizin. Knoblauch hilft gegen Asthma, hohen Blutdruck, Rheuma, Krebs und Diphtherie. Reife Mangos schützen vor Nachtblindheit, Mangomilch unterstützt das Abnehmen, und die zarten Mangoblätter werden in Form von Infusionen bei Diabetikern angewandt (Bakhru, 1990). Die Vorbeugung von Krankheiten hatte übrigens im alten China einen weitaus höheren Stellenwert als deren Heilung. Ärzte wurden, so heißt es, nur bezahlt, solange der Patient gesund war – erkrankte er, musste der Arzt kostenfrei behandeln.

Nahrung ist also Grundlage unserer Existenz, Schutz vor Krankheiten und Heilmittel zugleich. Sie kann unseren Körper und unsere Gesundheit aber auch angreifen. Nahrung entfaltet ihre Wirksamkeit so, wie sie vom Menschen eingesetzt wird. Sich über die Vor- und Nachteile von Lebensmitteln zu informieren, ist daher ein erster Schritt zu einem gesunden Leben.

Der Wasserbedarf des Menschen

In den neuen Referenzwerten für die Nährstoffzufuhr (DGE & al., 2000) werden für die Höhe der täglichen Wasserzufuhr folgende Richtwerte angegeben:

Richtwerte für die Zufuhr von Wasser

Alter	Wasserzufuhr Getränke (ml/Tag)	feste Nahrung (ml/Tag)
Säuglinge		
0–3 Monate	620	
4–12 Monate	400	500
Kinder		
1–3 Jahre	820	350
4–6 Jahre	940	480
7–9 Jahre	970	600
10–12 Jahre	1.170	710
13–14 Jahre	1.330	810
Jugendliche und Erwachsene		
15–18 Jahre	1.530	920
19–24 Jahre	1.470	890
25–50 Jahre	1.410	860
51–64 Jahre	1.230	740
65 und älter	1.310	680
Schwangere	1.470	890
Stillende	1.710	1.000

Die Oralität

Der Begriff »oral« kommt aus dem Lateinischen und bedeutet sinngemäß »durch den Mund, zum Mund bzw. zur Mundhöhle gehörig«. Sigmund Freud hat diese Bezeichnung auch verwendet, um die erste der drei Phasen der frühkindlichen Sexualentwicklung zu benennen: die »orale Phase« des ersten Lebensjahres. Warum gerade oral? Für Freud erlebt ein Neugeborenes ein ganz besonderes Wohlbehagen beim Saugen, ein Gefühl, in dem es wahrlich aufgeht. Dieses Lusterlebnis erklärte Freud als sexuelles Erleben. Im ersten Lebensjahr wäre demnach der Mund die erste erogene Zone beim Kind.

Der Saugreflex ist übrigens bereits im Mutterleib entwickelt. Untersuchungen haben gezeigt, dass der Fötus schon ab der 21. Schwangerschaftswoche am Daumen nuckeln kann. Ca. 30 Minuten nach der Geburt ist dieser Reflex am stärksten ausgeprägt und wird durch Berühren der Lippen ausgelöst. Sofort beginnt das Baby zu nuckeln und zu schlucken. Nach dem 6. Lebensmonat sollte sich der Saugreflex zurückgebildet haben.

Der Mund übernimmt also von Anfang an eine lebenswichtige Funktion: Durch ihn wird Nahrung aufgenommen und wird der Hunger gestillt. Nach und nach erlebt das Baby zudem, wie angenehm es ist, wenn warme Muttermilch in den Mund fließt. Der Mund wird sozusagen sensibilisiert und verschafft ein Lusterlebnis, wie Freud es beschrieben hat.

Immer mehr erweitert das Baby nun die Funktion des Mundes: Es beginnt alles, nach dem es greifen kann, in den Mund zu stecken – allerdings nicht aus Wohlbehagen, sondern um die Welt zu erkunden, sie zu erfahren und kognitiv zu konstruieren. Warum tut es das aber gerade mit dem Mund? Warum schaut es die Gegenstände nicht einfach nur an? In seinem ersten Lebensjahr ist ein Kind noch nicht so weit entwickelt, dass es allein durch Betrachten Informationen aufnehmen kann. Da das Baby erlebt hat, wie nützlich der Mund bei der Nahrungsaufnahme ist, setzt es ihn nun auch zum Sammeln von Informationen ein.

Babys unterteilen die Welt und ihre Gegenstände in rau und glatt, schlecht und gut schmeckend, verschluckbar und nicht verschluckbar. Die Zähne werden dieses kognitive Erforschen noch verbessern. Zähne sind in der zweiten Hälfte des ersten Lebensjahres die härtesten Werkzeuge des Körpers. In diesem Lebensabschnitt ist auch die Kaumuskulatur am stärksten ausgeprägt und die Schleimhaut des Mundes sehr sensibel. Somit ist der Mund am besten qualifiziert, um Gegenstände zu differenzieren. Er ist das Instrument des Babys, ein suchendes und erkennendes Organ.

Nicht nur Gegenstände will das Baby sich in dieser Phase einverleiben, um eine Vorstellung von ihnen zu entwickeln. Am liebsten würde es sogar Mama und Papa »verschlingen«. Manche Eltern erleben tatsächlich, dass ihr Baby an ihnen knabbert, sie manchmal sogar beißt. Auch dies ist ein Versuch des Babys, sich seine Eltern anzueignen, wenn auch nicht körperlich. Für das Baby gibt es nämlich noch keinen Unterschied zwischen physischen und psychischen Inhalten. Diese Art der Internalisierung nennt man auch »Inkorporation« oder »Introjektion«.

Am Anfang dieses Kapitels haben wir vom Lustgewinn beim Saugen gesprochen, wobei dieses Wohlgefühl nicht unbedingt in Erregung, sondern vor allem in Beruhigung besteht. Stillende Mütter können das bestätigen. Ihr Kind schläft oft beim Saugen an der Brust ein, es nuckelt sich sozusagen in den Schlaf. Eine ähnlich beruhigende Wirkung haben der Schnuller oder der Daumen, auf deren Dienste viele Babys beim Einschlafen nicht verzichten wollen. Einzuschlafen ist nämlich für die wenigsten Kinder leicht, da sie sich dann von Mama und Papa trennen müssen. Aber auch wenn es Hunger hat, hilft das Lutschen am Daumen oder Schnuller dem Kind, sich länger zu gedulden.

Das Wohlbehagen beim Saugen oder Nuckeln fördert offensichtlich den Abbau von Ängsten und Stress. Oralität bedeutet also auch Befriedigung von Bedürfnissen nach Hautkontakt, Wärme, Geborgenheit und Sicherheit. Im ersten Lebensjahr ist sie Teil der emotionalen, sensomotorischen und kognitiven Entwicklung des gesunden Kindes.

Doch auch in unserem erwachsenen Leben behält die Oralität sowohl ihre entspannende als auch ihre Lust verschaffende Wirkung. Das Küssen ist ein sehr erregendes Erlebnis, während der Griff zur Zigarette, zur Flasche oder auch das Essen in Stresssituationen häufig als beruhigend empfunden wird. Alle diese Maßnahmen zum Stressabbau können als Regression verstanden werden, als ein unbewusstes Zurücksinken in das erste Lebensjahr – in die Zeit, in der wir als Babys gelernt haben, uns durch Saugen oder Lutschen Entspannung und Geborgenheit zu verschaffen.

Sage mir, was du isst, und ich sage dir, wer du bist

Essen ist für uns weit mehr als der Stoff, der unseren Körper funktionieren lässt. Sonst würden wir wohl nur gesunde Nahrung zu uns nehmen. Was wir essen, wie wir essen und wann wir essen, sagt auch viel über unsere Person und unseren Status aus. Champagner, Kaviar, Austern sind zwar Lebensmittel, aber auch Statussymbole der High Society. Exzellente Tischmanieren lassen ebenfalls auf die Herkunft aus besseren Kreisen schließen. Was und wie man isst, lässt also auch erkennen, wer man ist oder wer man zu sein glaubt. »Essen ist ein Akt der Verschmelzung mit anderen und der Umwelt« (F. Martin, 1996).

Für den Kultur- und Sozialanthropologen Claude Lévi-Strauss gibt es einen grundlegenden Unterschied zwischen roher und gekochter Nahrung. Er erklärt, dass Völker, die das Kochen von Lebensmitteln nicht kennen, weder ein Wort für »gekocht« noch ein Wort für »roh« in ihrer Sprache haben – weil dieser Gegensatz ja auch nicht ausgedrückt werden muss. Die Begriffe »roh« und »gekocht«, so Lévi-Strauss, symbolisieren den Grundgegensatz von »Natur« und »Kultur«. »Roh« ist alles Natürliche und entspricht auch der Natur des Menschen. »Gekocht« hingegen weist auf »kulturellen Ursprung« hin, beinhaltet alles, was der Mensch geschaffen hat, und ist ein Merkmal für das Erlernte. Kochen ist insofern der Übergang von der Natur zur Kultur bzw. zur Zivilisation und ein Koch eine Art kultureller Agent oder Vermittler. Er steht zwischen dem rohen Produkt und dem Menschen als Konsumenten und überwacht den Prozess des Kochens und somit des Sozialisierens.

Was wir essen, weist in besonderer Weise auf unsere kulturelle Zugehörigkeit hin. Nudelgerichte und spätes Abendessen lassen uns augenblicklich an Italien denken, Käse und Froschschenkel an Frankreich. Kartoffeln sind nach verbreiteter Auffassung des Deutschen Liebstes. Ein Tourist, der in Thailand eine Bratwurst bestellt, ist mit ziemlicher Sicherheit ebenfalls ein Deutscher …

Viele Auswanderer behalten in der neuen Heimat ihre Essgewohnheiten und auch ihre Gerichte bei, um ihre kulturelle Identität zu wahren und um sich von den anderen abzugrenzen. Essen lässt die eigene Heimat nicht vergessen.

Asiatisch, italienisch, türkisch oder mexikanisch zu essen – im Restaurant oder zu Hause – ermöglicht uns, uns kulturell zu öffnen, Neues kennen und schätzen zu lernen. Und die Esskultur und -sitten eines Landes machen das Reisen genauso interessant wie seine Denkmäler und Museen. Landestypische Gerichte geben Aufschluss über das Klima, die Landwirtschaft oder auch über den Boden, in dem die Nahrung wächst.

Die Ess-Identität eines Menschen entwickelt sich im Kreis der Familie, von Kindheit an. Was Mutter kocht und wie wir zu essen lernen, prägt uns ein Leben lang, desgleichen unsere Vorlieben für bestimmte Gerichte und unsere Abneigung gegenüber anderen. Doch auch die Schulkantine, unsere Freunde und unsere Religion tragen zu unserer Ess-Identität bei.

Essen kann aber auch als Machtinstrument eingesetzt werden. Wer für die Ernährung der Familie sorgt, hat eine gewisse Kontrolle über sie und kann seine Küche geschickt einsetzen, um Standpunkte zu verdeutlichen. Umgekehrt geht es allerdings genauso. Ein Kind, das sich weigert zu essen, kann sehr viel Druck ausüben.

Nahrung zu sich zu nehmen, ist also auch ein Weg, mit anderen zu kommunizieren, sich mitzuteilen und sich auszutauschen. Über Nahrung wird aber auch noch etwas anderes transportiert: Gefühle. Stillen verhilft dem Baby zu einem gesundheitlich optimalen Start ins Leben. Gleichzeitig fördert Stillen das Gefühl der Nähe zwischen Mutter und Kind, schenkt dem Baby Geborgenheit und festigt die Bindung der Mutter zu ihrem Kind. Nicht nur Milch, sondern auch Liebe fließt durch die Mutterbrust.

Das Essen besitzt dementsprechend eine affektive Dimension, und Lebensmittel haben eine emotionale Bedeutung für uns. Mit ihnen sind Erinnerungen an Menschen verbunden, hauptsächlich an unsere Mutter. Diese affektive Seite der Lebensmittel erklärt, warum so viele Menschen Trost und Halt im Essen suchen und warum Essen bei manchen Kindern ein emotionales Loch füllt.

Die Situationen, in denen wir essen – z. B. das Kind allein am Tisch oder allein mit Papa –, können ein Barometer für das Klima innerhalb der Familie oder der Beziehung sein. Allein vor dem Fernseher zu essen, beim gemeinsamen Essen nicht miteinander zu reden, das Essen grundlos zu kritisieren, vom Tisch aufzustehen – all das sind Indikatoren für zwischenmenschliche Probleme. Essen kann eine Quelle der Freude und des Genusses sein, aber auch ein Spiegel für Konflikte.

Eine Mahlzeit ist also immer mehr als nur Nahrungsaufnahme und kann auch eine symbolische Handlung sein: als Mahl nach einer Beerdigung, als Hochzeitsmahl, als Picknick zu zweit … Das Essen ist Ritual und ein Moment des Zusammenseins. Wie dieser Moment gestaltet wird, prägt einen Menschen von klein auf – in seiner Identität und kulturell.

Studien haben ergeben, dass regelmäßige Mahlzeiten im Familienkreis Übergewicht bei Kindern vorbeugen. Nicht nur können die Eltern so auf eine ausgewogene Ernährung ihres Kindes achten, sie können ihm gleichzeitig als Vorbilder für gesundes Essverhalten dienen. Jugendliche, die oft zusammen mit ihren Eltern die Mahlzeiten einnehmen, ziehen fettärmeres Essen vor (Gillman & al., 2000). Regelmäßige gemeinsame Mahlzeiten geben Kindern außerdem Halt, verbessern die Kommunikation in der Familie und schützen Jugendliche vor einem Gefühl der Isolierung, vor Depressionen und psychosozialen Problemen, die wiederum eine Flucht ins Essen verursachen können (Sen, 2006). Und außerdem schmeckt es in Gesellschaft besser …

Da Essen diese affektive Dimension besitzt und da die Ess-Identität eines Menschen immer auch ein Produkt der familiären und sozialen Umgebung ist, kann man Kindern nicht die alleinige Verantwortung für ihr Ernährungsverhalten aufbürden. Wenn sich das Essverhalten eines Kindes verändern soll, dann muss die ganze Familie mitmachen. Dies bestätigt auch die Ernährungswissenschaftlerin Miriam Eisenhauer und berichtet von dem Fall eines achtjährigen Mädchens, das immer allein zu ihr in die Ernährungsberatung kam und den kompletten Beratungsablauf selbst meistern musste. Die Eltern des Mädchens waren der Auffassung, dies habe mit ihnen nichts zu tun. Doch ein achtjähriger Mensch kann weder erkennen und bestimmen, was gut für ihn ist, noch hat er sein bisheriges Ernährungsverhalten selbst zu verantworten, sondern hat vielmehr die familiären Ernährungsmuster übernommen.

Nein, meine Suppe ess ich nicht!

Der Löffel mit dem dampfenden Püree schwebt vor dem Mund des Kindes. »Noch ein Löffelchen für die Oma!« Aber nein. Es presst die Lippen zusammen, dreht den Kopf weg und versucht, aus dem Hochstuhl zu klettern. Die Körpersprache des Kindes ist unmissverständlich: »Ich will nicht weiteressen, und da kannst du machen, was du willst!« Das Kind bleibt stur. Kann der Wille eines Kindes schon so stark sein? Manche Eltern sind darüber sehr erstaunt, andere haben Angst, dass spätere Konflikte hier bereits vorprogrammiert sein könnten.

Schon sehr früh zeigt das Baby seinen Eltern durch Weinen,

Schreien oder eindeutige Körpersprache, was es mag und was nicht, wann es Hunger hat und wann es satt ist. Diese Signale sollte man unbedingt respektieren. Werden sie übergangen, erlernt das Baby ein falsches Essverhalten. Das Nein eines Kindes sollte daher nicht von vornherein als Provokation interpretiert werden.

Wenn ein Kind sich weigert zu essen, wenn es schreit und weint, sollte man es keinesfalls zum Essen zwingen. Auch Strenge beim älteren Kind und Sätze wie »Du bleibst so lange sitzen, bis der Teller leer gegessen ist!« sind fehl am Platz, wenn man zum Essen animieren möchte. Im Gegenteil, dies führt zum Konflikt zwischen Eltern und Kind, und das Essen wird dadurch zur alltäglichen Krisensituation, vor der sich beide Parteien fürchten.

Unter diesem Konflikt leiden die Eltern mehr als das Kind. Denn sie sehen diese Art der Ablehnung häufig als eigenes Versagen an: »Ich bin nicht fähig, mein eigenes Kind zu ernähren.« Noch schmerzhafter ist dieser kindliche Angriff durch Essensverweigerung, wenn Sohnemann oder Töchterlein bei anderen problemlos isst, bei der Oma, beim Onkel oder bei Bekannten. »Was mache ich denn falsch?«, fragt man sich dann.

Manche Eltern füttern ihr Kind so schnell, dass es kaum Zeit hat zu atmen, geschweige denn zu schlucken. Sie tun dies aus Angst, ihr Kind könnte sich weigern weiterzuessen, wenn der Löffel einmal abgesetzt wird. Doch dadurch werden nur noch mehr Spannungen aufgebaut, sowohl bei den Eltern als auch beim Kind. Außerdem bringt man seinem Kind dadurch ein falsches Essverhalten bei. Es ist nicht gesund, Essen in sich hineinzustopfen.

Doch wie soll man nun reagieren, wenn das Kind nicht essen will? Je mehr Eltern sich selbst vor dieser Situation fürchten, desto mehr wird ihr Kind sich weigern zu essen. Eltern sollten daher Strategien einsetzen, damit sie selbst entspannter an die Situation herangehen, z. B. so früh wie möglich mit dem Kind zusammen essen. Wenn man mit seinem eigenen Teller beschäftigt ist, konzentriert man sich weniger auf den anderen.

Oder man kann seinem Kind beim Essen eine Geschichte erzählen oder es ein Spielzeug in die Hand nehmen lassen. Ein Gegenstand zwischen Eltern und Kind und dem Essen schafft eine gewisse Distanz. Eltern müssen gewissermaßen versuchen, ihr Kind und sich selbst zu bluffen.

Entdramatisieren Sie also die Situation. Und sofort wird das Kind das Essen nicht mehr als Zwang oder gar als Instrument gegen Sie betrachten, denn es spürt, wie ruhig Sie sind. Bedenken Sie auch immer: Ihr Kind wird weder krank noch verhungert es, wenn es mal nicht alles aufisst oder eine Mahlzeit überspringt.

Schauen Sie Ihrem Kind beim Füttern in die Augen und lächeln Sie. Legen Sie ab und zu kleine Pausen ein, denn für einen so kleinen Körper ist Essen auch ein wenig anstrengend. Will Ihr Kind allein essen, umso besser, denn es kennt seinen eigenen Rhythmus am besten. Geben Sie sich und Ihrem Kind Zeit und Gelegenheit, diesen Moment des Zusammenseins zu genießen. Denn Essen ist mehr, als einfach Nahrung zu sich nehmen. Es ist auch ein Austausch von Gefühlen.

Nein zu sagen ist übrigens eine Phase in der Entwicklung eines Kindes. Sie beginnt ungefähr ab dem 18. Lebensmonat und kann bis zum Ende des dritten Lebensjahres dauern. Dann gehorcht das Kind ganz plötzlich überhaupt nicht mehr und will partout seinen Willen durchsetzen. Für die Eltern kann das mitunter ganz schön anstrengend sein. Doch diese Etappe ist wichtig für die Individualisierung des Kindes.

Zu seinen Eltern Nein zu sagen bedeutet: »Ich bin.« Ein neues Gefühl von Selbstständigkeit wird dadurch ausgedrückt. Dementsprechend will das Kind mit einem Mal auch alles allein machen. Es lehnt jede Hilfe ab, will sich durchsetzen und sich beweisen. Seine eigenen Wünsche sind jetzt vorrangig, und sie stimmen nicht immer mit denen seiner Eltern überein. Voller Wut schreit es sie dann mitunter an und pocht auf sein Recht. »Ich bin auch jemand. Ich will es so und nicht anders!«, bedeutet es, wenn das Kind einen Schreikrampf bekommt und sich heulend auf dem Boden wälzt, weil Mama oder Papa eben mal nicht nachgeben.

Doch diese Konflikte haben auch eine positive Seite. Das Kind beginnt zu verstehen, dass seine Wünsche und die der anderen verschieden sein können. Dadurch wird es langsam autonom, es differenziert sich von Mama und Papa und nimmt sich immer mehr als eigenständiges Individuum wahr. »Ich« und »der andere« – das ist nicht eins, sondern das sind zwei. Das können schwierige Momente für Eltern sein, die nicht genau wissen, wie sie auf dieses neue Verhalten ihres Kindes reagieren sollen.

Die Wutausbrüche des Kindes zu tolerieren bedeutet, es größer werden zu lassen. Dennoch müssen Sie Ihrem Kind feste Grenzen setzen, sonst werden seine Wutanfälle unkontrollierbar, und es bildet sich ein, dass es tun kann, was es will. Mit dem Nein testet das Kind nämlich auch seine Eltern: »Wie weit kann ich gehen?«

Sind Sie allzu streng und gewähren Sie Ihrem Kind nicht die Freiheit, sich auszudrücken oder sich selbst zu beweisen, dann wird sich sein Selbstwertgefühl nur schwach ausprägen. Ein Kind zu haben, das immerfort gehorcht und auf sein Nein verzichtet, ist vielleicht vorteilhaft für die Eltern. Das Kind aber bleibt dadurch das Baby seiner Eltern und kann keine eigene Identität ausbilden. Es ist nicht es selbst.

Bleiben Sie während dieser Entwicklungsphase also geduldig und ruhig, und lassen Sie sich nicht provozieren. Gehen Sie lieber auf Distanz, und verstärken Sie durch Ihr eigenes Schreien und Schimpfen nicht die Wutgefühle Ihres Kindes. Fühlen Sie sich vor allem nicht angegriffen, wenn Oma und Opa oder Bekannte nicht unter dieser Phase zu leiden haben. Normalerweise sind die Eltern die Zielscheiben für das Neinsagen, denn sie sind die Autoritätspersonen in der Familie. Und gegen diese Autorität richtet sich das Nein.

Zucker über alles – auch schon im Mutterleib

Schon Charles Darwin hat die Vorliebe für Süßes bei Kindern beobachtet. Doch für diese Feststellung bedarf es eigentlich keines Forschers. Die meisten Eltern wissen aus eigener Erfahrung, dass Kinder Süßes lieben. Bonbons, Schokolade oder Eis lassen Kinderaugen größer werden. Die Wissenschaft hat jedoch den Nachweis erbracht, dass diese Vorliebe beim Menschen – wie übrigens bei allen Tierarten – angeboren ist.

Geschmackspräferenzen spielen eine entscheidende Rolle bei der Nahrungsauswahl, wobei unklar ist, wie sich diese Geschmackspräferenzen etablieren. Die Fähigkeit zu registrieren, ob wir ein Lebensmittel mögen oder nicht, ist vermutlich in unserem Erbgut festgelegt.

Unsere geschmackliche Wahrnehmung entwickelt sich bereits im Mutterleib. Ab dem 4. Lebensmonat kann der Fötus schmecken und reagiert auf die Geschmacksrichtung »süß«. Geschmacksknospen helfen ihm dabei. Neugeborene haben übrigens mehr Geschmacksknospen als Erwachsene. Sie sind beim Baby zusätzlich auf der Zunge und an den Innenseiten der Wangen und des Rachens verteilt.

Die Vorliebe für Süßes ist also schon im Mutterleib vorhanden, und nach der Geburt wird sie durch die Erfahrung mit süßen Lebensmitteln tagtäglich verstärkt. Sie hat aber auch einen evolutionären Hintergrund, da Süße in der Natur in Zusammenhang mit sofort verarbeitbaren Kalorien von Karbonhydraten steht. Hingegen schmecken Pflanzen und Früchte, die giftig sind, oft bitter. Unsere Abneigung gegenüber dem bitteren Geschmack dient daher dem Schutz unseres Körpers.

Durch das Weglassen von süßen Speisen wird das Verlangen nach Süßem gemindert. Eltern können also sehr früh bestimmen, welchen Stellenwert Süßigkeiten und zuckerreiche Getränke im Leben ihres Kindes haben. Indem Sie von Anfang an auf ein möglichst zuckerfreies Nahrungsangebot achten, schützen Sie Ihr Kind vor kalorienreichen Lebensmitteln und beugen somit einer unerwünschten Gewichtszunahme vor.

Übrigens können Mütter schon während der Schwangerschaft auf die Vorliebe ihres Kindes für bestimmte Geschmacksrichtungen einwirken. Die Geschmacksstoffe gelangen über das Fruchtwasser zum Fötus. In einem Experiment lutschten schwangere Mütter über einen längeren Zeitraum hinweg mehrmals am Tag Anisbonbons. Nach der Geburt reagierten ihre Babys dann positiv auf diesen Anisgeschmack. Dazu muss gesagt werden, dass Anis einen sehr intensiven Geschmack hat und dass das Baby nicht unbedingt jeden Geschmack nach der Geburt wiedererkennt. Mit einer ausgewogenen Ernährung während der Schwangerschaft bieten Sie jedoch Ihrem Baby eine ganze Palette von verschiedenen Geschmacksrichtungen und beeinflussen zugleich seine späteren Präferenzen für bestimmte Lebensmittel.

Auch über die Muttermilch wird der Geschmack von Nahrung an das Baby weitergegeben. Was Sie essen, isst in gewisser Weise auch Ihr Baby. Mit einem hohen Anteil von Früchten und Gemüse in ihrer Nahrung kann jede Mutter aktiv mithelfen, dass ihr Kind gerne Gemüse und Obst isst, sobald es seine erste feste Nahrung zu sich nimmt. Das Essen der Mutter ist die Basis für das, was ihr Kind als Nahrung akzeptieren wird (Mennella & al., 2005).

Allerdings muss man das Gesagte auch ein wenig relativieren. Niemand verlangt von Ihnen, dass Sie nur noch Obst und Gemüse zu sich nehmen. Ihr Kind wird auch nicht zuckersüchtig, wenn Sie ab und zu ein Stück Kuchen oder Süßigkeiten essen. Das Süße gehört zu unserem Leben und sollte deshalb auch Teil der Geschmackserfahrung eines Kindes sein.

Manche Forscher sehen übrigens keinen Zusammenhang zwischen den Nahrungsvorlieben der Mutter und des Kindes. Dies müssen Eltern feststellen, die selbst gerne Gemüse essen, deren Kind aber wütend schreit, wenn es das »grüne Zeug« nur sieht. Trotzdem kopieren viele Kinder das Essverhalten ihrer Eltern und wollen sehr oft von den Speisen ihrer Eltern kosten. Unterstützen Sie diese Neugierde, wenn es sich um gesunde Lebensmittel handelt.

Grundsätzlich ist Zucker aus ernährungsmedizinischer Sicht nicht unbedingt schlecht für die Gesundheit. Es ist vor allem ausschlaggebend, in welcher Form wir Zucker aufnehmen. Wer z. B. viel Obst isst, nimmt neben den wichtigen Vitaminen auch viel Zucker bzw. Fruchtzucker zu sich. Doch diese Art von Zucker ist nicht so bedenklich, ebensowenig der Zucker, der beim Verzehr von Kartoffeln, Getreide und Hülsenfrüchten entsteht. Diese Lebensmittel enthalten nämlich Stärke, die von unserem Körper in den notwendigen Traubenzucker umgewandelt wird. Und der versorgt das Gehirn und die roten Blutkörperchen. Bei gesunden Menschen wird der Blutzuckerspiegel mit Hilfe der beiden Hormone Insulin und Glucagon konstant gehalten.

Muttermilch enthält ebenfalls Zucker, den sogenannten »Milchzucker« (7g Milchzucker pro 100 ml Muttermilch). Dieser Zucker besteht aus niedermolekularen Kohlenhydraten, und diese liefern dem Säugling schnell Energie, z. B. für die Wärmebildung oder die Muskelbewegungen. Im Gegensatz zum Erwachsenen besitzt der Säugling noch keine Energiereserven. Bei Hunger, einem Zeichen für mangelnde Energiezufuhr oder mangelnde Energieverfügbarkeit, kann der kleine Organismus die Energie des Zuckers sofort verwenden.

Natürliche Zucker sind also nicht so gesundheitsschädlich, denn sie kommen im Verbund mit Begleitstoffen, Vitaminen, Mineralstoffen, Spurenelementen, Enzymen oder Ballaststoffen vor.

Welcher Zucker ist also schädlich für uns? Es ist der Zucker aus der Tüte, denn raffinierter Zucker hat krank machende Auswirkungen: Diabetes, Übergewicht, Karies, Übersäuerung des Körpers, Mund- und Darmflorastörungen, Leaky-Gut-Syndrom (durchlässiger Darm), Vergrößerung der Niere, Nebennieren und Leber, schlechte Cholesterinwerte, Cholesteringallensteine, Arteriosklerose, Störungen des Hormonhaushalts, Schwächung des Immunsystems, psychische Störungen (etwa Zuckersucht).

Raffinierter Zucker ist ein reines Kohlenhydrat und damit

reine Energie, die unser Körper jedoch nicht direkt aufnehmen und verbrennen kann. Um Zucker zu verwerten und umzuwandeln, braucht es viele Vitalstoffe, und die liefert der Zucker nicht mit. Er leistet daher keinen Beitrag zur Versorgung unseres Körpers mit Vitaminen und Mineralstoffen. Diese Art von Zucker wird auch nur verwendet, um Lebensmittel attraktiver zu machen, um sie uns zu »versüßen«, was uns wiederum Freude am Essen gibt. Leider kommt dieser Zucker meistens in Verbindung mit Fett vor, z. B. in Süßigkeiten, die satt machen und keinen Platz für gesunde Lebensmittel wie Obst und Gemüse lassen.

Hinzu kommt, dass gesüßte Speisen und Süßigkeiten süßer schmecken als Lebensmittel mit natürlicher Süße. Kinder, die viel Süßigkeiten essen, sind so an diesen intensiven Geschmack gewöhnt, dass sie Obst ablehnen, obwohl es ja auch süß schmeckt. Zuckerlose Getränke wie Wasser schieben sie zur Seite. Der hohe Konsum von Süßigkeiten hat ihre Vorliebe für Zucker verstärkt, sodass sie nichtgesüßte Speisen als fad empfinden. Süße wird hier zum Schlüsselfaktor für die Akzeptanz von Lebensmitteln.

Die Lebensmittelindustrie ist sich dessen sehr schnell bewusst geworden und setzt ihren Produkten Zucker hinzu, um sie süßer zu machen und damit besser verkaufen zu können. So sind Ketchup, Senf, Konservenobst, Pizza, Dosengerichte, Salatsaucen, Wurstwaren und sogar Zahnpasta wahre Zuckerfallen, und selbst bestimmte Fleischsorten werden mit zuckerhaltiger Barbecuesauce versehen, um den Gaumen der Zucker liebenden Konsumgesellschaft zu befriedigen.

Dennoch hat die Lebensmittelindustrie auf die Adipositaswelle reagiert, und man findet immer mehr fett- und zuckerreduzierte Lebensmittel in den Regalen der Supermärkte. Doch auch hier heißt es: »Aufgepasst!« Vergleiche haben gezeigt, dass Light-Produkte nicht unbedingt weniger Fett oder Zucker haben als die Standardprodukte. Darüber hinaus hat die Ernährungsberaterin Dr. Pascale Modaï darauf hingewiesen, dass bei manchen Menschen der imitierte süße Geschmack (z. B. durch einen künstlichen Süßstoff) dieselbe Wirkung hat wie der Haushaltszucker. Insulin wird abgesondert, was appetitanregend wirkt und zur Gewichtszunahme führt.

Meist verbirgt sich der Zuckergehalt hinter wenig bekannten Bezeichnungen, z. B.:

– Saccharose = Haushaltszucker
– Glucose = Traubenzucker
– Maltose = Malzzucker
– Fructose = Fruchtzucker
– Lactose = Milchzucker
– Maltodextrin, Isoglukose, Stärkesirup, Glukosesirup und Fruktosesirup = Stärkezucker
– Xylit, Sorbit und Mannit = Zuckeralkohole

Ein vager Anhaltspunkt: Alles, was auf dem Lebensmitteletikett mit »-ose« endet, ist fast immer eine raffinierte Zuckerform.

Desgleichen kann die Bezeichnung »zuckerfrei« den Verbraucher hinters Licht führen. Dieser Begriff suggeriert ein kalorien- bzw. kohlenhydratarmes Produkt, besagt aber nur, dass kein Haushaltszucker (Saccharose, Rübenzucker) darin enthalten ist, und gibt keinen Aufschluss darüber, ob nicht eine andere Zuckerart diese Süße ersetzt. Insofern sind Statistiken, die besagen, dass in Deutschland, Österreich oder der Schweiz der durchschnittliche Verbrauch von klassischem Haushaltszucker seit den 80er Jahren nicht zugenommen habe, nur bedingt aussagefähig. Denn sehr wohl hat sich der Verbrauch von anderen Zuckerarten erhöht.

Bedauerlicherweise wird gerade Lebensmitteln für Kinder, darunter auch Fruchtquark und Joghurt, besonders viel Zucker zugesetzt. Es ist daher ratsam, seinem Kind zum Frühstück oder als Zwischenmahlzeit Naturjoghurts zu geben. Achten Sie, wenn Sie Lebensmittel einkaufen, auf den Anteil von Zucker, der wie alle anderen Angaben außen auf der Verpackung steht. Entwickeln Sie ein Bewusstsein dafür, was Sie kaufen und was Sie und Ihre Familie essen.

> **»Fertigprodukte gegen Selbstgemachtes:**
> Der Tag mit Selbstgemachtem bringt 1.550 kcal, 45 g Fett
> und 23 g Zucker, der Tag mit Fertigprodukten 1.864 kcal,
> 64 g Fett und 124 g Zucker. Das ist fünf Mal mehr Zucker
> als empfohlen.«[*]

Die »süße« Erziehung

Zucker gehört mittlerweile zum Leben dazu. Süßes löst schon
bei Säuglingen einen zufriedenen Gesichtsausdruck aus. Auch
später im Leben, besonders in Stress- oder Frustsituationen,
greifen wir oft zu Süßigkeiten oder süßen Speisen, denn sie bewirken Wohlbefinden – und das hat biologische Gründe. Wird
Süßes gegessen, schüttet die Bauchspeicheldrüse Insulin aus.
Dieses Hormon sorgt dafür, dass ein ganz bestimmter Eiweiß-
baustein aus dem Blut ins Gehirn gelangen kann. Dieser Ei-
weißbaustein heißt Tryptophan und ist die Vorstufe für den
Gute-Laune-Botenstoff Serotonin. Serotonin bewirkt, dass wir
uns wohlfühlen. Kohlenhydratarme Diäten hingegen führen
zu Depressionen. Übrigens sorgt auch das Tageslicht für einen
hohen Serotoninspiegel. Das erklärt, warum wir besonders in
der dunklen Jahreszeit so gerne naschen.

Es sind aber auch die spezifische Mischung und das spezielle
Mundgefühl z. B. der Schokolade, die positiv auf die psychische
Befindlichkeit wirken. Bei Schololade denken viele Menschen
an »Nervennahrung«, doch nicht nur Süßes steigert unser
Wohlbefinden und ist gut für die Nerven. Mit Obst, Gemüse und
Reis wird die gleiche Wirkung auf gesunde Weise erzielt, z. B.
mit Bananen.

Zucker spielt auch eine große affektive Rolle. Was schenkt
man einem Kind, wenn es traurig ist? Wie belohnt man ein
Kind? Was macht einem Kind Freude, wenn es krank ist? Und

---

[*] Stiftung Warentest: »Kinderlebensmittel, viel zu pfundig«, aus *Kinder &
Familie*, 5/2004

wie schmeichelt man sich bei einem Kind besonders ein? Mit Süßigkeiten. Schokolade zu schenken, ist in vielen Situationen zu einem Automatismus geworden. Und auch zum Bestrafen müssen die Süßigkeiten herhalten, indem man sie nämlich verbietet: »Kein Eis für dich!«

Essen ist aber kein Erziehungsmittel, auch wenn die Versuchung groß ist. Man sollte sein Kind auf keinen Fall mit Süßigkeiten belohnen oder trösten. Dadurch lernt es, sich mit Nahrung über Kummer und Sorgen hinwegzuhelfen. Elterliche Geborgenheit und Nähe helfen einem Kind, das traurig ist, weit mehr als alle Bonbons dieser Welt.

Erziehung mit Süßigkeiten verstärkt genauso wie zuckerreiche Ernährung die Vorliebe für Süßes beim Kind. Von klein auf assoziiert es Süßes dann mit der Liebe und Zuneigung seiner Eltern.

Bisweilen besteht die Gefahr, sich die Zuneigung eines Kindes mit Süßigkeiten erkaufen zu wollen. Z.B. Helga, 68: »Ich weiß nicht mehr, was ich machen soll. Ich fahre zu meiner Tochter, und der Kleine (3 Jahre alt) rennt immer vor mir weg und versteckt sich. Dabei kenne ich ihn doch von klein auf. Aber er ist eben in so einer Phase. Immer nur die Mama will er sehen. Ich habe mir schon überlegt, ob ich ihm nicht jedes Mal Bonbons mitbringe.« Ist es aber eine Freude, nur wegen der Bonbons geliebt zu werden? Man sollte nicht versuchen, Kinder zu bestechen. Außerdem durchschauen die Kleinen diese Tricks sehr schnell.

Der Besuch bei Oma und Opa kann für junge Eltern aber auch dadurch zum Problem werden, dass manche Großeltern einfach nicht verstehen wollen, dass das Kind so viele Süßigkeiten weder braucht noch essen soll. Da werden Schokoriegel an den Eltern vorbeigeschmuggelt, heimlich zugesteckt oder allen Bitten zum Trotz auf riesigen Tellern präsentiert. »So oft kommt unser Enkelkind ja nicht zu uns« oder »Das schadet schon nicht«, heißt es dann. Elterlichen Protest verstehen Großeltern dann so, als werde ihnen das Recht verweigert, ihrem Enkelkind etwas Gutes zu tun. Und da die

Eltern keinen Streit anfangen wollen, zucken sie oft nur mit den Achseln …

Wie kann man der älteren Generation zu verstehen geben, dass es hier vor allem um die Gesundheit des Kindes geht? Nur durch ein ruhiges Gespräch, in dem geklärt wird, dass Süßigkeiten zum Aufbau einer Beziehung nicht nötig sind. Die Geste, Süßes zu schenken, hat sicher oft den gewünschten Effekt, nämlich Zuneigung auszudrücken. Erlernt das Kind jedoch diese Bedeutung von Süßigkeiten, wird es, wenn es traurig ist oder sich einsam fühlt, immer wieder Süßes in sich hineinstopfen.

Natürlich sind die meisten Kinder von Süßigkeiten begeistert, aber nicht nur. Es geht auch anders: Vincent, 3 Jahre, freut sich riesig, wenn ihn das Au-pair-Mädchen vom Kindergarten abholt und dabei mit einer Banane überrascht. Helena, 5 Jahre, springt vor Freude herum, wenn die Oma Himbeeren dabeihat.

Bei uns im Westen ist es fast schon zur Tradition geworden, mit Hilfe von Süßigkeiten Vertrauen zu Kindern aufzubauen. Davon profitieren übrigens Kinderschänder, indem sie ihre Opfer mit Bonbons anlocken. Dabei erwarten Kinder Süßigkeiten nicht als Belohnung, Trost oder Geschenk, wenn es ihnen nicht zuvor anerzogen wurde. Eltern sollten sich auch nicht von der Werbung beeinflussen lassen. In vielen Spots strahlt das Kind Mama oder Papa an, wenn es eine Süßigkeit geschenkt bekommt – so als wäre die Süßigkeit unabdingbar für eine positive Eltern-Kind-Beziehung.

Ab und zu etwas Süßes zu essen, schadet keinem. Jegliche süßen Speisen oder Süßigkeiten zu verbieten, kann bei Jugendlichen und Erwachsenen zu sogenanntem »Süßhunger« oder zu Süßhungerattacken führen. Man sollte aber darauf achten, dass Süßigkeiten nicht instrumentalisiert und als etwas anderes benutzt werden, als sie sind: einfach etwas zum Essen.

Fette Zeiten

Die Zahlen sind alarmierend: 15 Prozent der 3- bis 17-Jährigen in Deutschland sind übergewichtig. 6,3 Prozent sind stark übergewichtig, das heißt adipös – Tendenz steigend. Das besagen erste Ergebnisse des bundesweiten Kinder- und Jugendgesundheitssurveys (KiGGS) des Robert-Koch-Instituts vom September 2006. In Frankreich sind 18 Prozent der Kinder übergewichtig und 4 Prozent adipös. Ein ähnliches Bild zeigt sich in der Schweiz: Dort sind 16,6 Prozent der Jungen und 19,1 Prozent der Mädchen übergewichtig, und 3,8 Prozent bzw. 3,9 Prozent leiden an Adipositas, was einer 50- bis 100-prozentigen Gewichtszunahme bei Kindern seit den 1960er Jahren entspricht (Zimmermann & al., 2004). Auch der Süden Europas mit seiner viel gepriesenen mediterranen Küche kann der Adipositas keinen Einhalt gebieten.

In ganz Europa sind fast 22 Millionen Kinder übergewichtig, davon über 5 Millionen adipös. In einigen Ländern Europas steigt die Zahl der übergewichtigen Kinder bis zu 2 Prozent pro Jahr an – 1970 waren es nur 0,1–0,2 Prozent jährlich. 2 Prozent hört sich wenig an. Umgerechnet sind das etwa eine Million übergewichtige Kinder und zusätzlich 300.000 adipöse Kinder pro Jahr. Ändert sich nichts, wird dieser rasante Zuwachs dazu führen, dass 2010 jedes zehnte Kind übergewichtig ist: 26 Millionen Kinder allein in der Europäischen Union (Jackson-Leach & Lobstein, 2006).

»Adipositas ist nicht mehr nur ein Phänomen wohlhabender Gesellschaften, sie breitet sich auch zunehmend in Entwicklungsländern und Ländern im wirtschaftlichen Umbruch aus. Kinder und Jugendliche sind der stetig wachsenden gesundheitlichen Belastung und den wirtschaftlichen Auswirkungen der Adipositas-Epidemie in besonderem Maße ausgesetzt«, sagt Dr. Marc Danzon, WHO-Regionaldirektor für Europa. Damit wird Adipositas zu einem der größten Gesundheitsrisiken des 21. Jahrhunderts.

Ist Fettleibigkeit eigentlich seit jeher gesundheitsschädlich?

»Fettleibigkeit ist in menschlichen Populationen erst seit etwa zwei Generationen ein Problem«, erläutert der Biologe Stephen Simpson von der Universität Sydney, »weil sich der Mensch nicht richtig an das üppige Kalorienangebot angepasst hat.« Wir essen zu viel und verbrennen gleichzeitig zu wenige Kalorien.

Unsere hyperaktive Gesellschaft ist im Stress. Die Arbeit nimmt uns in Anspruch, die Kinder ebenfalls, und eigentlich wären wir oft am liebsten an mehreren Orten gleichzeitig. Was uns fehlt, ist Zeit, besonders wenn es um unsere Ernährung geht. Nicht jeder hat außerdem die Möglichkeit, auf dem Markt oder beim Bauern alles frisch einzukaufen. Und dann braucht es auch noch Zeit, frisches Gemüse klein zu schneiden und zuzubereiten … Oft ist man auch erschöpft, müde oder einfach lustlos.

Als Tanja, 29, klein war, gehörten Fertiggerichte zu ihrem Alltag: »Ich kann mich nicht erinnern, jemals schlank gewesen zu sein. Schon vor der Grundschule war ich dick. Meine Eltern hatten eine Firma und waren beruflich stark eingespannt. Man hat sich dann schnell was aus dem Kühlschrank geholt oder zwischendurch irgendwas gegessen. Wenn meine Mutter mal gekocht hat, dann sehr spät abends ›was Schnelles‹ wie Pizza, Pfannkuchen, Pommes oder Spaghetti. Da meine Eltern kaum Zeit hatten und wir uns nur selten mit anderen verabreden durften, hat man seine Zeit vor dem Fernseher mit Chips und Schokolade verbracht. Daher kam mehr und mehr Übergewicht dazu.«

Unser heutiger Lebensstil führt uns in den Supermarkt in Richtung Fertiggerichte, die einfach und schnell zuzubereiten sind. Warum noch kochen, wenn es alles schon fertig zu kaufen gibt? Die Zeiten der Jäger und Beerensammlerinnen sind längst vorbei … Dabei kochte man noch vor sechzig Jahren sein Essen vorwiegend selbst und verwendete viele frische Zutaten. Pizzas aus der Tiefkühltruhe waren eine Utopie.

Die Verbraucher wissen, dass Fertiggerichte und Fastfood zu kalorienreich und deshalb bei Übergewicht zu meiden sind.

2004 – ein Jahr der Tiefkühl-Jubiläen

75 Jahre Tiefkühlkost
75 Jahre Eis am Stiel (USA)
65 Jahre Tiefkühl-Heimdienst (USA)
60 Jahre Tiefkühl-Shops (USA)
55 Jahre Tiefkühl-Pizza (USA)
50 Jahre Tiefkühl-Fertigmenüs (TV-Dinner USA)
45 Jahre Fischstäbchen (Deutschland)

Aber wenn man von der Arbeit kommt, müde ist, vielleicht noch nach den Hausaufgaben der Kinder schauen muss, die Wäsche zu bügeln hat, dann ist es Zeit sparend, ein Fertiggericht in den Ofen zu schieben. Fastfood und Snacks kann man auch mitnehmen und unterwegs essen. Ein Vorteil, denn auch gemeinsam am Esstisch zu sitzen kostet Zeit. Vor 30 Jahren saß man täglich insgesamt 1 Stunde 22 Minuten bei Tisch. Heute sind es nur noch 38 Minuten. Dennoch essen wir mehr. Nur eben nicht zu Hause.

Snacks erfreuen sich bei Kindern derzeit größter Beliebtheit. In den Jahren 1977/78 nahmen Kinder durch Snacks durchschnittlich 240 kcal am Tag zu sich. Zwischen 1989 und 1991 waren es noch 267 kcal pro Tag. Doch nur drei Jahre später, also von 1994 bis 1996, schnellte diese Kalorienzufuhr auf 409 kcal pro Tag hoch.

Snacks und Fertiggerichte nehmen uns viel Arbeit in der Küche ab, und auch in anderen Bereichen hat der technische Fortschritt unser Leben leichter gemacht. Maschinen helfen uns bei der Arbeit, Autos dienen der schnellen Fortbewegung, und Rolltreppen nehmen uns das Treppensteigen ab. In den USA braucht man nicht mal mehr aus seinem Wagen zu steigen, um zur Bank oder Apotheke zu gehen oder sich Fastfood zu besorgen. Zum Geschäft um die Ecke laufen die wenigsten Amerikaner. Und warum sich auch anstrengen, wenn es einfacher geht? Der Nachteil ist nur, dass wir uns immer weniger bewegen.

Wir Menschen heute speichern viel zu große Energiemengen, die durch Nahrung aufgenommen, aber nicht genutzt werden. Denn wir alle sind genetisch immer noch so veranlagt wie zu der Zeit, als wir Jäger und Sammler waren – auch wenn diese Zeit lange zurückliegt.

Vor etwa 12.000 Jahren kam es in der Mittelmeerregion und im Nahen Osten zu einem Übergang von der Jäger- und Sammler-Kultur zur Sesshaftigkeit und, damit einhergehend, zum Betreiben von Landwirtschaft. Wildes Getreide wurde angebaut, und Tiere wurden gehalten, um die wachsende Bevölkerung besser ernähren zu können (Ulijaszek, 1991). Diese Umstellung hatte aber auch Nachteile: Die Abhängigkeit von der Ernte führte zu physiologischem Stress, verursacht durch Hungersnöte (Cohen, 1989), Zeiten also, die nur mit eigenen Reserven überdauert werden konnten. Daher ist die Fähigkeit unseres Körpers, Energie in Form von Fett zu speichern, eigentlich ein großer Vorteil in unserer Entwicklungsgeschichte.

Auch während der kalten Jahreszeiten schützte Fett den Menschen vor Kälte, denn Fett ist ein schlechter Wärmeleiter. Das Fettgewebe dient der thermischen Isolierung des Körpers. So haben die Bewohner der Arktis, die Inuit oder Eskimos, eine zusätzliche Fettschicht in ihrem Gesicht, da es der Kälte am stärksten ausgesetzt ist. Dadurch erscheinen ihre Gesichter etwas flacher.

Die Theorie des »thrifty genotype« besagt übrigens, dass diejenigen menschlichen Populationen einen Überlebensvorteil hatten, die die Möglichkeit der Energiespeicherung (Fettspeicherung) am besten ausnutzen und somit Zeiten des Mangels (z.B. Eiszeiten, Hungersnöte) besser überleben konnten. Die Fettpölsterchen dienten sozusagen als Reserve. Dies stellte einen Selektionsvorteil dar und wurde genetisch fixiert.

Doch in Zeiten des Überflusses führt gerade dieser Selektionsvorteil zu einer übermäßigen Fettspeicherung, zu Übergewicht und zur Ausbildung des metabolischen Syndroms. Die Entgleisung der Regulationsmechanismen des Körpergewichtes ist Folge einer Überlebensstrategie, die erfolgreiche Energiespeicherung zur Grundlage hat (Holler, 2002).

In den vergangenen 30 Jahren hat sich auch unsere Ernährung verändert. Früher aß man zwar durchaus fetthaltige Lebensmittel, doch sie waren reich an Omega-3-Fettsäuren, der Wunderwaffe gegen das Chaos in der Arterie und damit gegen Adipositas. Heutzutage essen wir vor allem Omega-6-Fettsäuren, und diese begünstigen hingegen die Gewichtszunahme. Die Deutsche Gesellschaft für Ernährung (DGE) fordert ein drastisches Herunterschrauben der Aufnahme von Omega-6- (z.B. in Wurst, Fleisch) und dafür eine Erhöhung der Omega-3-Zufuhr (z.B. in Walnuss-, Raps- und Sojaöl sowie in Kaltwasserfischen).

Fett an sich ist also nicht nur schädlich. Fett spielt z.B. bei der Fertilität eine große Rolle. »Der Körper der Frau benötigt eine bestimmte Menge an Fett, um fruchtbar zu werden«, sagt Rose Frisch von der Harvard School of Public Health. »Das Gehirn weiß, dass eine Schwangerschaft ohne genug Fettanteil im Körper nicht erfolgreich zu Ende geführt werden kann, denn die benötigten Hormone können unter diesen Voraussetzungen nicht vom eigenen Körper produziert werden.« Fett produziert nämlich Östrogene.

Außerdem gestaltet Fett die Oberfläche unseres Körpers. Professor Sylvia Kirchengast vom Institut für Anthropologie der Universität Wien weist auf die geschlechtstypische Form der Fettverteilung hin: So lagern Frauen Fett bevorzugt an Oberschenkeln, Hüften und Gesäß ab. Das wird als »Birnentyp« bezeichnet. Diese Silhouette wird vom Gegenüber blitzschnell als typisch weiblich erkannt und ist ein gutes Zeichen für Fertilität – schließlich ist der Mensch seit Jahrtausenden darauf trainiert, Informationen aus der Körperform abzuleiten.

Körperfett hat aber auch noch weitere positive und lebensnotwendige Funktionen und damit seine Daseinsberechtigung. Fettgewebe füllt Lücken zwischen Geweben aus und trägt dazu bei, die Organe in ihrer Lage zu halten. Unsere Augäpfel würden unkontrolliert in ihren Höhlen herumkullern, wenn sie nicht in einer dichten Schicht aus »Baufett« lagern würden. Fett fängt Stöße ab: Wenn wir also auf den Allerwertesten fallen, wird der harte Aufprall gemildert. Fett an den Fersen hilft uns beim Gehen. Dabei wird dieses Fettpolster übrigens um ein Drittel komprimiert und ein Teil der aufgenommenen Energie in Wärme umgewandelt – auch ein Grund, warum Gehen warme Füße macht. Das Gehirn besteht zu rund 60 Prozent aus Lipiden. Und was wären unsere Lippen ohne Fettgewebe?

Fett ist, wie man sieht, nicht nur schlecht und schädlich. Evolutionär gesehen, ist Fett eigentlich eine geniale »Erfindung«, und ohne Fett wäre der Mensch nicht das, was er heute ist. Für viele Menschen in Lebensräumen mit schwankenden Ressourcen ist Fett noch heutzutage ein wichtiger körperlicher Energiespeicher.

Fett wird erst dann zum Problem, wenn man permanent mit einem üppigen Nahrungsangebot konfrontiert wird und damit nicht umzugehen weiß. Wir essen mitunter zu große Mahlzeiten, lassen uns dazu verleiten, zu viel Süßes und Fettes zu naschen, und nehmen also Kalorien zu uns, die wir eigentlich gar nicht bräuchten. So wird immer mehr Energie in Form von Fett gespeichert, mehr, als wir verbrauchen, und ehe wir uns versehen, sind die überflüssigen Pfunde da. Es gilt also, die richtige Balance zwischen unserem heutigen Lebensstil und unserer Ernährung zu finden. Um unserer Gesundheit willen.

Körperfett entsteht, wenn das Gleichgewicht zwischen unserer Nahrungsaufnahme und unserem eigentlichen Energiebedarf gestört ist. Die Häufigkeit des Naschens, die Größe der Portionen und wie kalorienreich die Nahrung ist, geben hier den Ausschlag. Nur 40 bis125 kJ extra pro Tag führen zu einer Gewichtszunahme von 500 g bis zu 1,5 kg pro Jahr. 210 kJ zu viel pro Tag sind in acht Jahren ungefähr 20 kg mehr auf der Waage.

Übergewicht und Adipositas

Was bedeuten eigentlich »Übergewicht« und »Adipositas«?

In der Praxis bezeichnet man einen Menschen als übergewichtig, wenn sein Gewicht mehr beträgt als das für seine Körpergröße als optimal angesehene Normalgewicht.

»Adipositas« hingegen ist eine Bezeichnung für starkes, krankhaftes Übergewicht und wird heute als chronische Krankheit angesehen. Das Wort kommt aus dem Lateinischen und bedeutet »Fettsucht«. Manchmal spricht man auch von »Fresssucht«, obwohl dieser Begriff nicht selten auch für Bulimie steht.

Man differenziert zwischen der primären und der sekundären Adipositas. Bei der primären Form handelt es sich um eine übermäßige Erhöhung der Körpermasse und des Körperfettanteils ohne eine erkennbare Grundkrankheit. Die sekundäre Adipositas hingegen ist das Resultat einer körperlichen Störung aufgrund genetischer Ursachen oder hormoneller Störungen. Dazu gehören Wachstumshormonmangel, Unterfunktion der Schilddrüse (Hypothyreose) und auch eine Überproduktion des Stresshormons Kortisol (Hyperkortisolismus).

Adipositas tritt am häufigsten in der primären Form, bedingt durch ein Überschreiten des individuellen Energiebedarfs, in Erscheinung. Der Energieverbrauch des Menschen besteht aus drei Komponenten: Ruheenergieumsatz (Grundumsatz), Thermogenese (Wärmebildung) und körperliche Aktivität – wobei insbesondere die körperliche Aktivität mit der primären Form der Adipositas in Verbindung zu bringen ist. Anders als beim Binge-Eating, einer Essstörung, bei der es zu periodischen Heißhungeranfällen kommt, gibt es bei der Adipositas keine Fress-attacken, sondern die Kalorienzufuhr ist allgemein erhöht. Zu oft übersteigt dann die Energiezufuhr (vor allem durch fett-reiche Ernährung) den Energieverbrauch. Dies verursacht eine übermäßige Ansammlung oder Bildung von Fettgewebe im Körper mit krankhaften Auswirkungen. Dabei kommt es al-lerdings nicht zu einer Steigerung der Anzahl an Fettzellen, sondern zu einer Vergrößerung der einzelnen Fettzellen. Die vergrößerten Fettzellen ergeben dann in der Summe die Adi-positas.

Adipositas ist nur in seltenen Fällen ein Symptom oder An-zeichen einer anderen Erkrankung. Dass Adipositas eine eige-ne Krankheitsform ist, ergibt sich zum einen aus der funktio-nellen Einschränkung (wie z. B. Einschränkung der Mobilität) und zum anderen aus den körperlichen Erkrankungen, die durch sie verursacht werden und bereits im Kindesalter auftre-ten können.

Im Kindes- und Jugendalter wirkt sich Adipositas sehr oft auf die Psyche aus: Das Selbstwertgefühl sinkt, und es kann zu Depressionen kommen. Körperliche Folgen sind u. a. orthopä-dische Störungen (wie z. B. Gelenkprobleme, Rückenprobleme, Knochenprobleme), erhöhter Blutdruck, Fettstoffwechselstö-rungen oder Typ-2-Diabetes mellitus. Diese können aber durch eine Gewichtsreduktion teilweise wieder verschwinden.

Bei Kindern und Jugendlichen mit Adipositas treten in der Regel mehr Krankheiten auf als bei normalgewichtigen. Und es ist sehr wahrscheinlich, dass sie auch im Erwachsenenalter an Adipositas leiden werden. Darüber hinaus ist die Sterblich-keit, also das sogenannte »Mortalitätsrisiko«, deutlich erhöht.

Wann ist mein Kind zu dick?

Ob ein Kind übergewichtig ist, sieht man meistens auf den ersten Blick. Für Eltern ist dennoch die Frage, ob ihr Kind noch normal- oder schon übergewichtig ist, manchmal schwer einzuschätzen. Auch ein übergewichtiges Kind kann seinen Eltern mitunter als »ganz normal« erscheinen. Welches Körper-Idealbild ist denn eigentlich maßgebend? Das aus der Werbung? Kinder und Jugendliche sind doch nicht gleich zu dick, nur weil sie den schlanken und durchtrainierten Models nicht ähneln.

Erste Anhaltspunkte zur Feststellung von Übergewicht – und übrigens auch von Untergewicht – liefert der Körper-Massen-Index bzw. Body-Mass-Index (BMI), der international verwendet wird. Der BMI berechnet allerdings die Körpermasse, nicht die Fettmasse. Die Fettmasse ist nur ein Teil der Körpermasse neben Muskeln, Knochen und Organen. Eine erhöhte Körpermasse weist aber auch auf eine erhöhte Fettmasse hin. Dieser Zusammenhang wird als ausreichend angesehen, um mit der einfachen Formel die Fettmasse indirekt schätzen zu können.

Um den BMI zu berechnen, wird das aktuelle Körpergewicht (in Kilogramm) geteilt durch die Körpergröße (in Meter) im Quadrat. Messen Sie also zuerst exakt die Größe Ihres Kindes und wiegen Sie es, bevor Sie mit der Berechnung loslegen.

Zum Beispiel: Max ist 12 Jahre alt, 1,60 Meter groß und wiegt 50 Kilogramm. Um seinen BMI zu berechnen, teilen Sie 50 durch 2,56 (1,60 x 1,60). Der BMI von Max beträgt also rund 19,53.

BMI – einfache Methode für den Taschenrechner
So geht es: Man teilt das Körpergewicht zwei Mal durch die Körpergröße.
BMI = Gewicht (in kg) : Größe (in m) : Größe (in m)

Beispiel: Gewicht: 65 kg, Größe: 1,70 m
BMI = 65 : 1,7 : 1,7 = 22,49

Um zu überprüfen, wie der errechnete BMI-Wert einzustufen ist, orientieren Sie sich bitte an den unten stehenden Tabellen. Sie zeigen den BMI-Wert, der als die altersabhängige Grenze zwischen Normal- und Übergewicht gilt, aber auch zwischen Normal- und Untergewicht. Bei der Beurteilung des BMI im Kindes- und Jugendalter müssen Alter und Geschlecht berücksichtigt werden. Es gibt eine Tabelle für Jungen und eine für Mädchen, weil ihre Fettmasse unterschiedlich ist. Die Fettmasse verändert sich auch mit dem Alter durch verschiedene Wachstumsschübe.

BMI-Tabellen

Mädchen

Alter	Unter-gewicht	Normal-gewicht	Über-gewicht	starkes Übergewicht
2 Jahre	unter 14,3	**14,3–17,9**	über 17,9	über 19,0
3	unter 13,9	**13,9–17,6**	über 17,6	über 18,8
4	unter 13,7	**13,7–17,5**	über 17,5	über 18,9
5	unter 13,6	**13,6–17,7**	über 17,7	über 19,2
6	unter 13,6	**13,6–18,0**	über 18,0	über 19,7

Jungen

Alter	Unter-gewicht	Normal-gewicht	Über-gewicht	starkes Übergewicht
2 Jahre	unter 14,6	**14,6–18,0**	über 18,0	über 19,1
3	unter 14,1	**14,1–17,6**	über 17,6	über 18,8
4	unter 13,9	**13,9–17,5**	über 17,5	über 18,8
5	unter 13,8	**13,8–17,6**	über 17,6	über 19,0
6	unter 13,8	**13,8–17,7**	über 17,7	über 19,4

Quelle: Leitlinien der Arbeitsgemeinschaft Adipositas im Kindes- und Jugendalter, 2002

Mädchen

Alter	starkes Untergewicht	Unter-gewicht	**Normal-gewicht**	Über-gewicht	starkes Übergewicht
7 Jahre	12,2	13,2	**15,4**	18,2	23,1
8	12,2	13,2	**15,9**	18,8	22,3
9	13,0	13,7	**16,4**	19,8	23,4
10	13,4	14,2	**16,9**	20,7	23,4
11	13,8	14,6	**17,7**	20,8	22,9
12	14,8	15,0	**18,4**	21,5	23,4
13	15,2	15,6	**18,9**	22,1	24,4
14	16,2	17,0	**19,4**	23,2	26,0
15	16,9	17,6	**20,2**	23,2	27,6
16	16,9	17,8	**20,3**	22,8	24,2
17	17,1	17,8	**20,5**	23,4	25,7
18	17,6	18,3	**20,6**	23,5	25,0

Jungen

Alter	starkes Untergewicht	Unter-gewicht	**Normal-gewicht**	Über-gewicht	starkes Übergewicht
7 Jahre	13,0	13,6	**16,1**	19,2	21,1
8	12,5	14,2	**16,4**	19,3	22,6
9	12,8	13,7	**17,1**	19,4	21,6
10	13,9	14,6	**17,1**	21,4	25,0
11	14,0	14,3	**17,8**	21,2	23,0
12	14,6	14,8	**18,4**	22,0	24,8
13	15,6	16,2	**19,1**	21,7	24,5
14	16,1	16,7	**19,8**	22,6	25,7
15	17,0	17,8	**20,2**	23,1	25,9
16	17,8	18,5	**21,0**	23,7	26,0
17	17,6	18,6	**21,7**	23,7	25,8
18	17,6	18,6	**21,8**	24,0	26,8

Quelle: H. Conners und Mitarbeiter, 1996

Bitte verwenden Sie für die Beurteilung des BMI Ihres Kindes auf keinen Fall die BMI-Tabellen für Erwachsene. Die Referenzwerte bei Erwachsenen stimmen nicht mit denen von Kindern und Jugendlichen überein, obwohl der BMI-Wert auf die gleiche Art berechnet wird. Da sich die Körperproportionen im Laufe der Entwicklung verändern, gelten spezielle Grenzwerte für Kinder und Jugendliche.

In unserem Beispiel liegt der BMI-Wert von Max, also 19,53, in der Tabelle für Jungen im Alter von 12 Jahren im Bereich zwischen 18,4 und 22,0. Sein Gewicht ist daher normal.

Der BMI-Wert ist also eine Messzahl zur Schätzung des Fettgehaltes im Körper eines Menschen. Obwohl der BMI für die Diagnose von Übergewicht und Adipositas bei Kindern und Jugendlichen empfohlen wird, ist er, so das amerikanische Department of Health, kein diagnostisches Werkzeug. Ein Kind kann einen für sein Alter hohen BMI-Wert haben, obwohl es nicht dick ist. Gerade bei Kindern, die viel Sport treiben, kann dies der Fall sein. Der Grund ist, dass Muskeln schwerer sind als Fett. Die Muskelmasse kann also zu einem höheren BMI führen.

Ob ein Kind zu viel Fettmasse besitzt und wie das Fett verteilt ist, können deshalb erst weitere Tests ausfindig machen. Doch gerade dieses Fettverteilungsmuster lässt das Risiko einer Herz-Kreislauf-Erkrankung vorhersagen.

Der BMI ist dennoch sehr nützlich, denn er dient der frühzeitigen Erkennung von Übergewicht bei Kindern und Jugendlichen. Durch die frühe Behandlung ihres Übergewichts können diese Risikopatienten etwas gegen mögliche spätere Koronar-Herz-Krankheiten und Diabetes unternehmen. Zu den KHK gehören Arteriosklerose, Herzinfarkt und andere Erkrankungen des Herzens und der Herzkranzgefäße.

Ein BMI-Wert im Normalbereich während des Kindesalters bedeutet jedoch nicht, dass das Kind nicht später als Erwachsener an Übergewicht oder Adipositas leiden wird. Der BMI-Wert kann Übergewicht nicht voraussagen (Janssen et al., 2005).

Falls Sie bei Ihrem Kind einen hohen BMI-Wert errechnet haben, so ist das in erster Linie ein Hinweis darauf, dass Sie mit ihm einen Arzt aufsuchen sollten, um sich Klarheit zu verschaffen und gegebenenfalls erste Schritte zu unternehmen, das Übergewicht Ihres Kindes zu behandeln. Eine rechtzeitige Behandlung ist dringend notwendig. Ohne sie besteht in 80 Prozent der Fälle das Übergewicht im Erwachsenenalter fort.

Genetische Ursachen von Übergewicht

Übergewicht und Adipositas sind zum Teil genetisch bedingt. Das wurde bei zahlreichen Zwillings-, Adoptions- und Familienstudien herausgefunden, die auf eine genetische Komponente beim Phänotyp Körpergewicht bzw. Adipositas hindeuten. Die Erblichkeit wird auf 40 bis 70 Prozent geschätzt. Somit ist Übergewicht fast genauso erblich bedingt wie die Körpergröße (Barsh & al., 2000).

Über zwei Jahrhunderte hinweg hat die durchschnittliche Körpergröße der Deutschen zugenommen. Dieser Prozess ist erst vor Kurzem zum Stillstand gekommen. Durch eine veränderte Ernährungsweise und vor allem weil die Menschen seltener unter Nahrungsmangel litten, hat sich das genetische Potenzial im Körperlängenwachstum offenbar voll entfalten können.

Dass die Menschen an Gewicht zugenommen haben, hat vorwiegend mit äußeren Faktoren wie z.B. Essverhalten, Art und Menge des Essens sowie der Bewegung zu tun. Doch dass diese äußeren Faktoren einen derart großen Einfluss auf das Gewicht haben, liegt auch daran, dass die Neigung zur Gewichtszunahme Teil unserer erblichen Grundausstattung[*] ist,

---

[*] Als Erbgut bzw. Genom eines Lebewesens wird die Gesamtheit der vererbbaren Informationen einer Zelle bezeichnet, die als Desoxyribonukleinsäure (DNS) vorliegt. Das Genom enthält die Informationen, die zur Entwicklung und zur Ausprägung der spezifischen Eigenschaften

die unter günstigen Bedingungen – wie im Fall des Körperlängenwachstums – zu ihrer vollen Entfaltung gelangt.

Die Annahme eines einzigen »Übergewichts-Gens« hat sich von der Forschung nicht bestätigen lassen, vielmehr scheint Übergewicht dann zu entstehen, wenn mehrere derartige Erbanlagen bei einem Menschen vorhanden sind. Bei der gezielten Suche nach dick machenden Genen hat ein internationales Forscherteam im Jahr 2007 eine überraschende Entdeckung gemacht: Maßgeblich verantwortlich für die Entstehung von Übergewicht bei Kindern und Erwachsenen ist die Veränderung des sogenannten »FTO-Gens«. Dieses Gen wurde nicht neu entdeckt, neu ist einzig der signifikante Zusammenhang mit der Entstehung von Übergewicht. »Die Veränderungen in diesem Fettmasse- und Übergewichts-assoziierten Gen bedingen direkt und unmittelbar die Fettmasse und das Übergewicht eines Menschen«, so Prof. Dr. Wieland Kiess von der Universitätsklinik und Poliklinik für Kinder und Jugendliche in Leipzig und Mitverantwortlicher der Studie. Laut Kiess lassen sich 22 Prozent des Risikos für Übergewicht auf die Veränderungen im FTO-Gen zurückführen. »Wenn man bedenkt, dass Übergewicht und Adipositas zur Hälfte genetisch bedingt sind und allein dieses Gen für 22 Prozent zuständig ist, dann kann man die Bedeutung unserer Entdeckung ungefähr ermessen«, erläutert Kiess die Forschungsergebnisse. Auch für Dr. Sadaf Farooqi, einen renommierten Forscher vom Addenbrooke's Hospital in Cambridge, handelt es sich bei dieser Entdeckung um den deutlichsten bisher bekannten Zusammenhang zwischen einem Gen und Übergewicht überhaupt.

Im menschlichen Erbgut sind alle Gene doppelt vorhanden.

eines Lebewesens notwendig sind. Diese Informationen sind in der Basensequenz der DNA enthalten. Ein Gen ist ein Abschnitt auf der DNS. Allgemein werden Gene als »Erbanlagen« oder »Erbfaktoren« bezeichnet, da sie die Träger von Erbinformationen sind, die durch Reproduktion an die Nachkommen weitergegeben werden. Die Expression, das heißt die Ausprägung oder der Aktivitätszustand eines Gens, ist in jeder Zelle genau reguliert.

In der Studie zeigte sich, dass Personen, die nur eine einzige Kopie des FTO-Gens besitzen, ein 30 Prozent höheres Risiko für die Entstehung von Übergewicht aufwiesen. Bei Personen mit zwei FTO-Kopien steigt das Risiko sogar auf 70 Prozent an. Bei einem Sechstel der europäischen Bevölkerung sind zwei FTO-Kopien im Erbgut vorhanden!

Welche Rolle das FTO-Gen im genetischen Netzwerk genau spielt, müssen die Forscher noch genauer ermitteln. Ihre Ergebnisse können jedoch dazu beitragen, dass Medikamente entwickelt werden, die eine gezielte Behandlung von Übergewicht ermöglichen.

Trotz aller Einflüsse der Gene auf das Körpergewicht sind sie aber nicht unbedingt unmittelbare Ursache für Übergewicht. Sie geben vor allem Auskunft darüber, wie sehr jemand zu Übergewicht *neigt*, der Kalorien im Übermaß zu sich nimmt bzw. sich mangelhaft bewegt. Zwischen dem Erbmaterial und dem Lebensstil der Betroffenen besteht also eine komplexe Wechselwirkung. Das hat etwas sehr Ermutigendes.

Das FTO-Gen zu besitzen bedeutet somit in keinem Fall, dass man automatisch übergewichtig wird. Erst wenn die »Übergewichts-Gene« durch die entsprechende Umgebung aktiviert werden, kommt es zu einer übermäßigen Gewichtszunahme. Der Lebensstil, die Ernährung und körperliche Bewegung etc. können die Wirkung dieser Gene hemmen. Kinder mit übergewichtigen Eltern müssen nicht zwangsläufig ebenfalls übergewichtig werden. Wenn ein Bewusstsein über das Risiko besteht und wenn entsprechende präventive Maßnahmen getroffen werden, wenn also ungünstige Ernährungsgewohnheiten und Bewegungsmangel in der Familie vermieden werden, kann die Gefahr der Entstehung von Übergewicht minimiert werden.

Wird Übergewicht schon im Mutterleib und im ersten Lebensjahr vorprogrammiert?

Neun Monate Schwangerschaft, das bedeutet neun Monate Zeit für Zelldifferenzierung (die strukturelle bzw. funktionelle Spezialisierung von Zellen) und -entwicklung. In diesen neun Monaten ist der Fötus aber auch sehr verwundbar. Durch die Nabelschnur ist er mit der Plazenta verbunden, die bis zur Geburt für ihn die Aufgaben der Lunge, Leber, Niere und Drüsen erfüllt. Aber nicht nur Nährstoffe, sondern auch schädliche Stoffe gelangen so zum Fötus. Bekanntlich sind Alkohol, Drogen, bestimmte Arzneimittel bei einer Schwangerschaft zu vermeiden, da sie das Risiko für bestimmte Krankheiten beim Baby erhöhen. Auch auf das Rauchen sollte verzichtet werden, denn jede Dosis Nikotin, die eine werdende Mutter zu sich nimmt, führt dazu, dass die Plazenta nicht genügend durchblutet wird. Der Fötus wird dadurch nicht genügend mit Sauerstoff und wichtigen Nährstoffen versorgt.

Laut neuesten Studien (Thomas & al., 2007; von Kries & al., 2002) haben Kinder von in der Schwangerschaft rauchenden Müttern ein höheres Risiko, übergewichtig zu werden. Dies ist umso erstaunlicher, da mütterliches Rauchen in der Schwangerschaft sich eigentlich negativ auf das Geburtsgewicht des Säuglings auswirkt.

Wie erklärt sich das? Kinder von rauchenden Müttern wiegen bei der Geburt zwar generell weniger, manche von ihnen nehmen aber in den ersten zwölf Lebensmonaten rapide zu, um das geringe Gewicht wieder wettzumachen. Im fünften Lebensjahr sind bei diesen Kindern BMI, Hautfaltendicke und Taillenumfang durchschnittlich größer. Doch nicht dieses rasche Zunehmen scheint für späteres Übergewicht verantwortlich zu sein, sondern die besonderen Wachstumsbedingungen während des ersten Lebensjahrs.

Das Wachstum eines Kleinkindes benötigt sehr viel Energie. In den ersten Lebensmonaten werden ungefähr 37 Prozent des gesamten Energiebedarfs des Körpers für das Wachstum verwendet. Babys, die schnell wachsen, brauchen daher auch mehr Kalorien. Es ist möglich, dass bei diesen Kindern der Hypothalamus* auf einen hohen Bedarf an Energie programmiert wird. Doch bereits im Alter von zwei Jahren sinkt dieser Energiebedarf dann wieder auf nur 2 Prozent (Papadimitriou & al., 2006).

Das rasche Zunehmen im ersten Lebensjahr findet sich auch bei Säuglingen von Müttern, die während der ersten Hälfte der Schwangerschaft nicht genug zu essen gehabt oder ein Diät gemacht haben. Am ersten Lebenstag wiegen die Neugeborenen durchschnittlich weniger und haben weniger Leptin, aber dafür mehr Ghrelin im Blut. Leptin ist ein Proteohormon, das das Auftreten von Hungergefühlen hemmt, weil es dem Gehirn ein Sättigungsgefühl vermittelt. Ghrelin hingegen ist ein appetitanregendes Hormon, welches in der Magenschleimhaut produziert wird. Diese Neugeborenen haben also mehr appetitanregende als appetithemmende Hormone im Blut. Genau das scheint zu der raschen Gewichtszunahme in den ersten zwölf Lebensmonaten zu führen. Bereits im neunten Lebensmonat ist bei diesen Babys der Körperfettanteil höher als die fettfreie Körpermasse.

Raucht die Mutter während der Schwangerschaft und ernährt sich zudem schlecht, kommt es ebenfalls zu dieser Konstellation. Nikotin wirkt sich bekanntermaßen auf den Appetit aus, es verdrängt das Hungergefühl. Es wird auch angenommen, dass Kinder, deren Mütter während der Schwangerschaft geraucht haben, schlechter ihre Impulse kontrollieren können. Dazu gehört z. B. auch das Naschen.

Isst also die Mutter während der Schwangerschaft sehr wenig, kann es zu gesundheitlichen Schäden beim Baby kommen. Die Unterernährung von Müttern während der holländischen Hungersnot von 1944/45 wird als ein Grund für das Übergewicht bei zahlreichen erwachsenen Holländern angesehen. Jungen

---

* Der Hypothalamus ist ein kleiner Bereich im Zwischenhirn und das wohl wichtigste Steuerzentrum des vegetativen Systems.

von stark unterernährten Müttern (vor allem im ersten Trimester der Schwangerschaft) haben ein größeres Risiko, mit achtzehn Jahren an Übergewicht zu leiden – die Mädchen hingegen erst im Alter von fünfzig Jahren.

Doch auch das Gegenteil ist nicht unproblematisch. Mütterliches Übergewicht während der frühen Schwangerschaft verdoppelt das Risiko für das Kind, bereits im Alter von 2 bis 4 Jahren ebenfalls an Übergewicht zu leiden (Whitaker, 2004). Eine weitere Studie weist ein dreifaches Risiko im 7. Lebensjahr nach (Salsberry & Reagan, 2005). Kinder, die in den Neunzigerjahren des letzten Jahrhunderts geboren wurden, sind eher gefährdet, später übergewichtig zu werden, als Kinder, die zehn Jahre zuvor geboren wurden. Denn das Durchschnittsgewicht der Frauen hat in dieser Zeit um ungefähr sieben Kilo zugenommen.

In gewisser Weise kann Übergewicht beim Kind also im Mutterleib vorprogrammiert werden. Aber auch bei Jugendlichen können mütterliches Rauchen und schlechte Ernährung während der Schwangerschaft zu Übergewicht führen (Salsberry & Reagan, 2007).

Um dem Risiko von Übergewicht vorzubeugen, sollten Eltern von Babys mit geringem Geburtsgewicht gemeinsam mit einem Kinderarzt oder Ernährungsspezialisten eine Ernährung des Säuglings überlegen, bei der rasches Zunehmen vermieden wird (Desai et al., 2005).

Weiterhin sind die Auswirkungen des Rauchens ein guter Grund, zumindest während der Schwangerschaft auf das Rauchen zu verzichten, um den Fötus zu schützen. Auch auf ihr Gewicht und ihre Ernährung sollte die werdende Mutter achten, wenn sie die intergenerationelle Weitergabe von Übergewicht unterbrechen möchte.

Hormonelle Ursachen

»Dann hör halt auf, so viel zu essen!« Auf solche »Ratschläge« reagieren manche Dicke mit Zorn. Die Leiterin eines Internetforums für Übergewichtige kann dies bestätigen. Dies sei nämlich genau das Thema, welches im Forum regelmäßig für Zündstoff sorge. »Niemand scheint in Frage zu stellen, *dass* ein dickes Kind (oder ein Dicker allgemein) tatsächlich zu viel isst (bzw. ursprünglich zu viel aß) – rückblickend ist dies objektiv nicht mehr zu beurteilen, und schon gar nicht von einem Kind. Viele unserer Mitglieder berichten darüber, dass sie sich in ihrem Leben eigentlich nur restriktiv ernährt haben (oder ernährt wurden). Und das allein aufgrund der ›Diagnose‹, dass sie zu dick waren. Was aber nichts daran geändert hat, dass das Gewicht unaufhörlich stieg. Bei vielen wurde sehr viel später eine Erkrankung (z. B. an der Schilddrüse) festgestellt, die trotz familiärer Vorbelastung nie berücksichtigt worden war. Das ganze ›Trost‹- und ›Trotz‹-Essen muss also keineswegs ursächlich für die ersten paar Pfündchen zu viel gewesen sein, hat aber später zweifellos maßgeblich zu wirklich massivem Übergewicht beigetragen.«

In der Tat kann eine ungenügende Funktion der Schilddrüse zu einer Gewichtszunahme führen. Dabei scheinen sich die Symptome für Über- und Unterfunktion zu überlappen. So können Übergewicht und sogar Fettsucht zwar vorwiegend bei einer Unterfunktion der Schilddrüse (Hypothyreose), aber auch bei einer Überfunktion (Hyperthyreose) vorkommen.

Auch bestimmte Medikamente können eine Adipositas einleiten und unterstützen: bestimmte Mittel gegen Depressionen, einzelne Beruhigungsmittel und Hormone wie Östrogene, Insulin und Cortison.

Angeborene Erkrankungen oder erworbene Funktionsstörungen der Hirnanhangdrüse, Schilddrüse oder Nebenniere spielen bei der Entstehung von Übergewicht jedoch eine eher geringe Rolle. Nur bei weniger als fünf Prozent ist dies der Grund für eine starke Gewichtszunahme. Dennoch müssen zuerst diese Ursachen ausgeschlossen werden, um eine falsche Behandlung des Übergewichts zu vermeiden.

Bei Katie, heute 28 Jahre alt, wurde z. B. eine sehr starke Schilddrüsenunterfunktion festgestellt. Doch sie sagt selbst: »Das macht nur einen sehr geringen Teil meines Übergewichtes aus. Zum anderen bin ich familiär vorbelastet. Ca. 75 Prozent meiner Familie sind stark übergewichtig. Das größte Problem ist aber in der Tat mein Essverhalten. Ich bin das, was man so schön als ›Frustfresser‹ bezeichnet. Das war bereits in meiner Kindheit und Jugend so und hat sich leider auch bis heute nicht gelegt. Wenn ich Frust habe und mir Anlaufpunkte fehlen oder wenn ich mir generell sehr viele Gedanken mache, dann neige ich dazu, unkontrolliert zu essen, zumeist Süßigkeiten. Das Ergebnis ist nicht zu übersehen.«

Übergewicht setzt sich wie bei Katie bei vielen Menschen aus mehreren Komponenten zusammen. Diese verschiedenen Faktoren zu erkennen ist der erste Schritt zu einer individuellen Behandlung der Gewichtszunahme.

Fernsehen – ein dick machender Babysitter?

Faszination Fernsehen

Sehr früh, nicht selten schon in den ersten Lebensmonaten, entdeckt das Baby den Kasten im Wohnzimmer, in dem es von farbigen Bildern nur so wimmelt. Wie hypnotisiert starrt es auf diesen elektronischen Rattenfänger von Hameln und scheint alles um sich herum zu vergessen.

Warum ist das Fernsehen für Kinder so anziehend? Eine Fernsehsendung besteht aus hunderttausend verschiedenen Bildern. Jede Sekunde wird ein anderes Bild ausgestrahlt, Bewegung entsteht. Verstärkt wird der Effekt der Bilder durch die Stimmen, die aus dem Fernseher kommen. Diese Kombination stimuliert unsere Sinne: Auge (durch das Bild) und Ohr (durch den Text). Ständig halten neue Formen und Farben unsere Aufmerksamkeit auf höchstem Niveau. Kinder sind oft so auf das Fernsehprogramm konzentriert, dass sie mitunter nicht mehr wahrnehmen, was um sie herum vorgeht. Sie sind dermaßen vertieft, dass sie keinen »Empfang« mehr haben.

Bestimmte Tiere reagieren übrigens genauso wie Menschen auf das Fernsehen. Wer hat nicht das Bild des Hundes vor Augen, der gebannt auf den Fernseher starrt und jault, wenn eine Katze über den Bildschirm schleicht.

Von Geburt an sind wir Menschen von allem Neuen fasziniert. Wir freuen uns über Dinge, die wir noch nicht haben, suchen gerne den nächsten »Kick«, und bereits in den Augen von Babys erkennt man deutlich das Interesse für einen noch unbekannten Gegenstand: eine Rassel, einen Löffel, ein Stofftier. Das Neue ist besonders für den Säugling »Nahrung fürs Gehirn«.

Obwohl von Geburt an alle Nervenzellen (Neuronen), die der Mensch in seinem Leben braucht, vorhanden sind, müssen sie noch verknüpft werden. Diese Verknüpfungen nennt man »Synapsen«, und sie sind wichtig für die volle Funktion der Nervenzelle, denn nur so können Reize im Körper weitergeleitet werden. Über die Verknüpfungen bilden die Nervenzellen ein Netz, um Informationen zu verarbeiten. Je mehr Synapsen gebildet werden, desto besser können sich die geistigen Fähigkeiten entwickeln. Um den Aufbau der Synapsen zu aktivieren, müssen die Hirnzellen des Kindes in den ersten drei Lebensjahren mit Sinnesreizen stimuliert werden. Jedes Mal, wenn Sie Ihrem Kind etwas Neues zeigen oder ihm etwas zum Ertasten in die Hand geben, werden »sinnvolle« Nervenverbindungen aufgebaut.

Bei aller Förderung sollte man jedoch beachten, dass man gerade einen Säugling nicht überfordert. Da ein Baby noch nicht über einen voll entwickelten »Schutzschild« verfügt, kommt es schnell zu einer Reizüberflutung. Neues Spielzeug muss daher altersgerecht präsentiert werden, weshalb die Spielzeugindustrie auch Angaben zum Alter eines Kindes macht.

Auch ein Baby ist fasziniert von dem Fernsehprogramm, egal, ob gerade ›Die Tagesschau‹ oder ›Die Sendung mit der

Maus‹ läuft. Zwar stellen neue Bilder sehr wohl neue Nervenverbindungen her, doch ein Zuviel an Reizen bewirkt das genaue Gegenteil: Das Baby kann die Flut der Bilder und Geräusche nicht verarbeiten, es wird förmlich von ihnen ertränkt. Babys und auch Kleinkinder verfügen noch nicht über den Schutzschild, der sie vor einem Zuviel an äußeren Stimulationen bewahrt. Diese Aufgabe müssen ihre Eltern für sie übernehmen.

Maya Götz, Leiterin des Internationalen Zentralinstitutes für das Jugend- und Bildungsfernsehen (IZI), vertritt den Standpunkt: »Kinder müssen von Anfang an lernen, mit dieser Faszination umzugehen, und Eltern müssen die Verantwortung übernehmen, ihnen Medienkompetenz zu vermitteln.«
Die häufigste Sorge von Eltern ist, dass ihr Kind zu lange fern-

Von der Bundeszentrale für gesundheitliche Aufklärung empfohlener Fernsehkonsum:

0 bis 2 Jahre:	20 Minuten
3 bis 5 Jahre:	30 Minuten
6 bis 9 Jahre:	60 Minuten
10 bis 13 Jahre:	90 Minuten

sieht. Deutsche Kinder zwischen 3 und 13 Jahren schauen im Schnitt etwa 100 Minuten pro Tag fern, wobei es bei den 3- bis 5-Jährigen 70 Minuten, bei den 6- bis 9-Jährigen 92 Minuten und bei den 10- bis 13-Jährigen bereits 116 Minuten sind. Bei einer Umfrage des TV-Senders Foxkids antworteten zwei Drittel der 805 Kinder auf die Frage, was sie auf eine einsame Insel mitnehmen würden: den Fernseher. Nur 1 Prozent kam demgegenüber auf die Idee, für Speis und Trank zu sorgen.

Ein Viertel der deutschen Kinder gehört zu den Vielsehern und schaut täglich 2 Stunden oder mehr in die Röhre – darunter mehr Jungen als Mädchen. Überhaupt sehen Mädchen im

Durchschnitt etwas weniger fern als Jungen, nämlich »nur« etwa 90 Minuten pro Tag.

In den USA schauen bereits 25 Prozent der 1-jährigen Kinder mehr als 2 Stunden am Tag fern (Dennison & al., 2002), Kinder und Jugendliche 2 bis 3 Stunden täglich, 38 Prozent sogar mehr als 3 Stunden, und 40 Prozent der Kinder haben einen eigenen Fernseher im Zimmer. Auch hierzulande wird das immer häufiger erlaubt: Eine 2003 von ARD und ZDF durchgeführte Studie zur Mediennutzung von Klein- und Vorschulkindern ergab, dass 4 Prozent der 2- bis 3-Jährigen in Deutschland einen eigenen Fernseher im Kinderzimmer hatten, und bei den 4- bis 5-Jährigen waren es sogar 10 Prozent. Und bei einer Umfrage des Kriminologischen Forschungsinstituts Niedersachsen unter 5.529 Viertklässlern stellte sich heraus, dass 36,1 Prozent einen eigenen Fernseher besaßen.

Fernseher gehören nicht ins Kinderzimmer!
Untersuchungen haben gezeigt, dass Kinder, die einen eigenen Fernseher im Zimmer haben, wöchentlich 4,8 Stunden mehr fernsehen – oft ohne dass die Eltern es merken. Häufiges und langes Fernsehen kann sowohl zu schulischen Schwächen als auch zu deutlichen Beeinträchtigungen der Gesundheit führen – gerade wenn ein Fernseher im Kinderzimmer steht, steigt das Risiko für Übergewicht erheblich. Je länger Kinder vor dem Fernseher sitzen, desto größer ist das Risiko für Störungen einer gesunden, kindgerechten Entwicklung.

Wie können Sie den Fernsehkonsum Ihres Kindes einschränken?

Stellen Sie von Anfang an Regeln auf. Kündigen Sie an, wie lange ferngesehen werden darf, bevor Sie das Gerät einschalten. Treffen Sie vorher eine Vereinbarung mit Ihrem Kind, damit es danach kein Theater gibt. Den Fernseher abzustellen, wird zu einem legitimen Akt, weil Sie und Ihr Kind eine Art Vertrag eingegangen sind. Die ganz Kleinen sollte man kurz vor Ablauf der Zeit daran erinnern, dass in wenigen Minuten der Fernseher ausgeschaltet wird, denn sie haben noch kein ausgeprägtes Zeitgefühl.

Suchen Sie gemeinsam mit Ihrem Kind eine altersgerechte Sendung oder DVD aus. Ihr Kind lernt auf diese Weise, Entscheidungen zu treffen, und Sie wissen, was Ihr Kind sich ansieht, und können so verhindern, dass es brutalen Fernsehbildern ausgesetzt ist.

Auch die Stiftung Kindergesundheit rät Eltern, den Fernsehkonsum ihrer Kinder zu kontrollieren, möglichst zu reduzieren und Programme altersgerecht auszuwählen.

Wenn möglich, schauen Sie sich zusammen mit Ihrem Kind das Fernsehprogramm an. Gerade einem kleinen Kind hilft es, wenn Eltern das Geschehen auf dem Bildschirm in einfache Worte übersetzen. Erklären Sie ihm, was gerade passiert, damit es die Informationen versteht und besser verarbeiten kann. Darüber hinaus ist das ein Austausch zwischen Eltern und Kind.

Wenn Sie Ihrem Kind einmal erlauben, etwas länger fernzuschauen, weil es vielleicht krank ist, geben Sie ihm zu verstehen, dass dies nur eine Ausnahme ist und keinesfalls zur Gewohnheit wird.

Durch alle diese Maßnahmen lernt ein Kind, dass der Fernseher nicht Dauervergnügen ist, sondern eine Freizeitbeschäftigung für eine bestimmte Zeit.

Aber warum Kinder sich überhaupt erst mit dem Fernseher anfreunden lassen? Der Grund ist: Fernsehen hat auch seine praktischen Seiten für Eltern. Denn in der Zeit, in der ihr Kind vor der Glotze sitzt, macht es keine Dummheiten, sondern ist brav und ruhig. Für viele Eltern sind solche Augenblicke Gold wert. Endlich mal sich kurz ausruhen, telefonieren, etwas Wichtiges erledigen. Man hat nicht immer die Zeit oder auch die Kraft, mit seinem Kind zu spielen oder es zu beschäftigen. Jeder, der ein Kind hat oder auch nur auf eins aufpasst, weiß, wie anspruchsvoll die Kleinen sein können.

Manchmal hat man als Mutter oder Vater sogar die Tendenz, dem Kind selbst vorzuschlagen, einen Film oder eine Sendung anzuschauen. Oder man gibt dem Bitten des Kindes schneller nach. Das ist in Ordnung, solange Sie Ihr Kind vor dem Fernseher nicht vergessen.

Eines sollten Sie jedoch nie tun: Geben Sie Ihrem Kind kein Essen – auch keine Süßigkeiten oder Snacks –, während es fernsieht. Entweder Ihr Kind isst, bevor es fernsieht, oder es isst danach. Sonst etabliert man beim Kind eine ungesunde Konditionierung, die es meist für den Rest seines Lebens beibehält: die Assoziation von Fernsehen mit Essen.

Doris, 36, erzählt: »Meine kleine Klara wollte als Baby nicht richtig essen. Es war zu jeder Mahlzeit ein richtiger Kampf zwischen ihr und mir. Ich habe alle möglichen Breie ausprobiert. Nach ein paar Löffeln ging das Theater los. Sie presste ihre Lippen zusammen oder schrie. Und ich wusste nicht, wie ich sie zum Weiteressen bringen sollte. Dann habe ich irgendwie rausbekommen, dass sie während der Mahlzeit eigentlich nur beschäftigt werden wollte, mit einem Bilderbuch oder einem Spielzeug. Am besten klappte es, wenn ich den Fernseher anstellte. Dann machte sie brav den Mund auf und aß, ohne zu meckern, den ganzen Teller leer.«

Mit diesem erzieherischen Trick liefen die Mahlzeiten des kleinen Mädchens zwar reibungsloser ab, aber gleichzeitig lernte es, Fernsehen mit Nahrungsaufnahme zu assoziieren. Das heißt zwar nicht zwangsläufig, dass dadurch Übergewicht vorprogrammiert wird, doch immerhin zeigt es, wie sehr Fernsehen uns »benebeln« kann.

Fernsehen und Übergewicht

Immer mehr medizinische Studien (Salmon & al., 2006) weisen das Fernsehen als einen Faktor für Übergewicht bei Kindern nach. Besonders Kinder, die mehr als 2 Stunden täglich fernsehen, ernähren sich insgesamt ungesünder. Sie trinken z. B. mehr Softdrinks (Cola, Limonade etc.) und essen weniger Obst und Gemüse.

In einer amerikanischen Studie (Lumeng & al., 2006) wurden 1.016 Kinder im Alter von 36 Monaten beobachtet, die 2 Stunden oder mehr pro Tag in einem Raum mit einem laufenden Fernseher verbrachten. 5,8 Prozent dieser Kinder waren bereits übergewichtig. Im Alter von 54 Monaten, also anderthalb Jahre später, waren es 10 Prozent der beobachteten Kinder.

Bei Jugendlichen, die mehr als 5 Stunden täglich vor dem Fernseher verbringen, scheint die Wahrscheinlichkeit, adipös zu werden, drei Mal so hoch wie bei denen, die bis zu 2 Stunden fernsehen (Gortmaker & al., 1996). Dieselbe Untersuchung zeigt, dass die Wahrscheinlichkeit, die Adipositas über eine Zeitspanne von 4 Jahren zu verlieren, größer bei den Jugendlichen ist, die weniger als 1 Stunde täglich vor dem Fernseher verbringen, als bei denen, die 5 ½ Stunden oder mehr am Tag fernsehen.

Wie viel Kinder fernsehen, hängt auch von den Fernsehgewohnheiten ihrer Eltern ab. Sehen die Eltern viel fern, steigt auch der Fernsehkonsum ihrer Kinder an.

Interessant ist, dass Fernsehgewohnheiten auch kulturell bedingt sein zu scheinen. In einem Land wie China sehen Kinder nur etwa 5 Stunden pro Woche fern, amerikanische Kinder hingegen 23 Stunden. Dies wirkt sich auch auf die Essgewohnheiten aus: Nur 11 Prozent der chinesischen Kinder nehmen zwischendurch Snacks zu sich. Bei den amerikanischen Kindern sind es satte 91 Prozent (Carrie & al., 2003).

Gibt es also einen Zusammenhang zwischen Fernsehkonsum und Adipositas?

Trotz der nahe liegenden Beziehung zwischen einer Adipositas im Kindes- und Jugendalter und dem Fernsehkonsum gibt es nur eine geringe oder gar keine Beziehung zwischen der Zeit, die vor dem Fernsehgerät verbracht wird, und dem täglichen Energieverbrauch (Robinson & al., 1993; Taraset & al., 1989). Allerdings führt ein übermäßiger Fernsehkonsum aller Wahrscheinlichkeit nach zu einem übermäßigen Verzehr von hochkalorischem Fastfood, Snacks und Süßigkeiten, auch ohne Hungergefühl. Und es ist die Kombination von Bewegungslosigkeit und Herumnaschen während des Fernsehens, die einen Risikofaktor für Übergewicht darstellt. Möglicherweise drängt uns der passive Zustand des Zusehens zu einem aktiven Verhalten.

Um dem Naschen vor dem Fernseher vorzubeugen, schaltet man während der Mahlzeiten am besten immer den Fernseher aus. Auch sollte er beim Essen nicht im Hintergrund laufen. Gerade Mittagessen oder Abendessen sind schöne Gelegenheiten, um sich auszutauschen und über den Tag zu reden. Eltern können selbst zu Geschichtenerzählern werden oder ihrem Kind zuhören. Die meisten Kinder müssen die Ereignisse des Tages verarbeiten, und das gelingt ihnen am besten, wenn sie darüber sprechen können. Genießen Sie diesen Moment des Zusammenseins.

Auch Eltern sollten nicht vor dem Fernseher essen, wenn ihr Kind anwesend ist. Kinder kopieren die Gewohnheiten ihrer Eltern. Es ist unbedingt zu vermeiden, dass ein Kind Fernsehen und Essen in einen Zusammenhang stellt.

Was für das Fernsehen gilt, gilt auch für alle anderen Aktivitäten vor einem Bildschirm: Computer, Gameboy etc. Kinder, die ihre Zeit mit Computerspielen verbringen, neigen ebenfalls zur Gewichtszunahme, denn sie sind wie das Fernsehen körperlich passive Beschäftigungen. Man bewegt sich dabei nicht. Eltern sollten im Blick haben, wie lange ihr Kind Playstation spielt, und sie sollten sich überlegen, wie sie es für Spiele im Freien begeistern können.

Macht Werbung dick?

Schokolade, Bonbon und Karamell — Werbung soll Lust darauf machen. Bei Kindern und Jugendlichen scheint sie diese Wirkung nicht zu verfehlen. Eltern erleben dies, wenn sie ihr Kind mit in den Supermarkt nehmen oder mit ihm an einem Kiosk vorbeikommen. Das Kind will unbedingt diesen absolut toll schmeckenden Schokoriegel, der immer im Fernsehen gezeigt wird, und schreit wie am Spieß, wenn Mama oder Papa sagen: »Jetzt nicht!«

Neuseeländische Forscher (Wilson & al., 1999) haben 42 Stunden Kinderprogramm aufgezeichnet und dessen Werbeblöcke analysiert. In den 269 Werbespots für Nahrungsmittel wurde zu 63 Prozent für Lebensmittel mit hohem Fett- oder Zuckeranteil geworben. Und je mehr Werbung ein Kind sieht, in der Süßigkeiten und Snacks gezeigt werden, umso größer ist sein Verlangen nach diesen Produkten (Lobstein & Dibb, 2005). Auch steigt die Menge der verzehrten Süßigkeiten und Snacks merklich an, nachdem die Kinder die entsprechende Werbung gesehen haben (Halford & al., 2004).

Das Angebot an Kinderlebensmitteln ist mittlerweile sehr groß, und die in der Werbung eingesetzten Tricks werden immer raffinierter. Die Werbung setzt auf die Grundbedürfnisse und Erlebniswelten der Kinder und Jugendlichen, der jeweiligen Altersklasse gemäß.

Werbeproduzenten wissen, was Kinder und Jugendliche anspricht, etwa dass viele übergewichtige Kinder und Jugendliche darunter leiden, dass sie in der Gruppe nicht genügend Anerkennung finden. Einige Werbespots für Kinderlebensmittel suggerieren deshalb Zugehörigkeit zu einer Gruppe: z. B. der Werbespot, in dem ein Junge neu in eine Klasse kommt und ihn jeder dort skeptisch mustert, bis er die gleiche Chips-Tüte hervorholt, wie sie die anderen Schüler auch haben, was zu seiner Integration in die Gruppe führt.

Kinder, die allein im Supermarkt einkaufen, bevorzugen vor allem neue Produkte aus der Werbung. Sie kennen die Werbeslogans auswendig und reagieren auf die bunten Verpackungen, auf die für Kinderhände geeigneten Formen und auf die Spielzeugbeigaben – gerade sie sind bei den Kindern äußerst beliebt. Zwei Drittel der Lebensmittel, von denen sich 10- bis 12-Jährige ernähren, werden sie auch im Erwachsenenalter konsumieren.

Kinder und Jugendliche werden von den Werbemachern als Konsumenten mit einem separaten Marktanteil betrachtet. Sie werden als spezielle Zielgruppe ernst genommen und heftig umworben. Einerseits ist dies durch ihre hohe Kaufkraft begründet. Laut der Kids-Verbraucher-Analyse von 2003 verfügen etwa 11 Millionen Mädchen und Jungen in Deutschland im Alter von 6 bis 19 Jahren jährlich über mehr als 20 Milliarden Euro Taschengeld. Wenn sie es nicht sparen, geben sie es – zumindest im Alter von 6 bis 12 Jahren – am häufigsten für Süßigkeiten aus. Andererseits sind Kinder ein enormer Mitbestimmungsfaktor beim Einkaufsverhalten ihrer Eltern. So kaufen fast die Hälfte der Mütter Schokoriegel, die ihr Kind bevorzugt, ohne dass sie selbst davon überzeugt sind.

Die andere große Zielgruppe der Werbung für Kinderlebensmittel sind die Eltern, die vor allem durch den Appell an ihr gutes Gewissen zum Kauf bestimmter Produkte gebracht werden sollen. Viele Eltern haben Angst, dass ihre Kinder nicht ausreichend mit Nährstoffen versorgt sind. Daher greifen sie gerne zu Kinderprodukten, die mit Vitaminen und Mineralstoffen angereichert sind bzw. als besonders wachstumsfördernd, vitamin- und mineralstoffreich dargestellt und als Äquivalent für eine gesunde Mahlzeit offeriert werden. Oftmals sind Eltern über den Nährwert dieser Produkte jedoch nur unzureichend informiert.

In diesem Zusammenhang ist der Ernährungswissenschaftlerin Miriam Eisenhauer eine Wurst für Kinder aufgefallen, die in vielen Regalen der Supermärkte zu finden ist. Die Verpackung mit ihren bunten Figuren ist äußerst ansprechend für Kinder, aber auch die Eltern sollen davon angelockt werden. Diese Wurst besitzt angeblich einen hohen Nährwert, weil sie mit bestimmten Vitaminen und Mineralstoffen angereichert ist, die den gesamten diesbezüglichen Tagesbedarf des Kindes decken, wenn es 100 g dieser Wurst verzehrt. Leider haben die Hersteller nicht auf die Verpackung geschrieben, dass ein Kind mit dem Verzehr von 100 g dieser Wurst auch seinen gesamten Tagesbedarf an Fett deckt. Fleisch und Fleischerzeugnisse waren noch nie dafür geeignet, dem Körper ausreichend Vitamine und Mineralstoffe zuzuführen. In erster Linie sollen sie den täglichen Eiweißbedarf decken.

In Obst und Gemüse sind Vitamine und Mineralstoffe in ausreichender Menge und Zusammensetzung vorhanden. Leider sind diese Lebensmittel bei Weitem nicht so magisch oder sensationell wie die beworbenen, aber sie sind die besseren Varianten für die Gesundheit unserer Kinder und auch für unsere eigene Gesundheit. Fünf Portionen Obst und Gemüse am Tag versorgen uns mit allen Nährstoffen, die wir brauchen. Nur wer an einer Mangelerscheinung oder unter einer Unverträglichkeit leidet, sollte nach Absprache mit seinem Arzt zu Nahrungsergänzungsmitteln oder angereicherten Lebensmitteln greifen. Für alle anderen ist der Kauf dieser Produkte Geldverschwendung und kann bei häufigem Verzehr sogar Schaden anrichten.

Seit einiger Zeit fordern die Gesundheitsbeauftragten der Regierung mehr Transparenz bei der Werbung und Warenpräsentation. Insbesondere bei Kinderlebensmitteln sollen die Nährwerte auf allen Produkten kenntlich gemacht und keine missverständlichen Aussagen über das Produkt getroffen werden. Seit 2003 gibt es die Arbeitsgruppe »Kinderernährung in den Medien«, die sich aus Vertretern sämtlicher Mediengattungen zusammensetzt und zum Ziel hat, Journalisten zum Thema Ernährung und Übergewicht bei Kindern und Jugendlichen zu informieren und die Öffentlichkeit hinsichtlich gesunder Ernährung und ausreichender Bewegung für Kinder und Jugendliche zu sensibilisieren.

Werbung und Lust auf fett- und zuckerhaltige Nahrung scheinen stark zusammenzuhängen. Die Forscher der Harvard School of Public Health haben 548 Schüler zu ihren Essgewohnheiten vor dem Fernseher befragt. Das Ergebnis: Fernsehen macht amerikanische Kinder um durchschnittlich 167 kcal pro Stunde dicker.

Spezialisten sprechen sich dafür aus, dass Kinder vor »ungesunder« und »kalorienreicher« Werbung geschützt werden. Denn die beworbenen Produkte können nicht nur das Risiko von Übergewicht und Karies in der Kindheit erhöhen, sondern auch das von Herzkrankheiten, Diabetes und Krebs beim späteren Erwachsenen. Thomas Isenberg, Ernährungsreferent des

Bundesverbandes der Verbraucherzentralen, fordert: »Wir brauchen dringend ein Verbot der kinderbezogenen Werbung für Lebensmittel, die zu zucker- und fetthaltig sind. Dies muss auch und gerade im Umfeld von Kinderfernsehsendungen gelten.« Auch das Europäische Parlament fordert weniger Werbung dieser Art. Bundesernährungsminister Horst Seehofer spricht von der Eigenverantwortung der Hersteller.

England will nun durchsetzen, dass Kinder ab 2008 keine Spots mehr für Süßes, Salziges und Fettes sehen. Seit 2007 wird in den Sendungen für die Kleinen nicht mehr für ungesunde Lebensmittelprodukte geworben. In Frankreich ist es mittlerweile verboten, Werbespots für Lebensmittel zu zeigen, in denen Kinder vor dem Fernseher sitzen. Zusätzlich wird in jedem Spot für zucker- und fetthaltige Lebensmittel unten im Bild auf eine Homepage über gesunde Ernährung hingewiesen. In Deutschland wird nur dem öffentlich-rechtlichen Kinderkanal vorgeschrieben, ohne Werbung zu senden.

Würde eine Reduzierung entsprechender Werbung Übergewicht aber tatsächlich verringern helfen? Kinder in Quebec sehen seit 1980 und schwedische Kinder seit etwa 10 Jahren keine Werbung mehr im Fernsehen. Das hat am Übergewicht der Kinder dort generell nicht viel geändert. Und immer wieder erscheint eine Studie, die verkündet, dass ein Zusammenhang zwischen Werbung und Übergewicht eigentlich nicht erwiesen sei. Erwiesen ist jedoch, dass man lieber draußen etwas unternehmen und sich bewegen sollte, als träge vor dem Fernseher zu sitzen. Im Zweifelsfall wohl die beste Lösung.

Von Fruchtsäften und Limonaden

Sind Fruchtsäfte für Ihr Kind ungesund? Seit einem Jahrzehnt warnen amerikanische Ernährungsexperten vor dem Konsum von zu viel Fruchtsaft. Mehr als 330 ml Fruchtsaft pro Tag könnten zu Übergewicht bei Kindern führen (Dennison & al.,1997), denn Fruchtsäfte lieferten dem Körper zwar viele

Vitamine, aber auch Kalorien. Besonders von Apfelsaft sei in dieser Hinsicht abzuraten (Dennison & al.,1999). Stattdessen könne man dem Kind gleich Limonade geben.

Doch jetzt gab es Entwarnung. Neueste Studien belegen, dass 100-prozentiger Fruchtsaft kein Übergewicht verursacht. Im Gegenteil, Kinder, die reinen Fruchtsaft trinken, ernähren sich auch sonst gesünder, essen insbesondere mehr Früchte und haben mehr Vitamin C, Pothassium, Magnesium, Folsäure und B6, wie Dr. Theresa Nicklas bestätigt. Zusammen mit ihrem Team hat sie eine Studie an 3.618 amerikanischen Kindern (2 bis 11 Jahre) durchgeführt. Die Forscherin war überrascht, dass 57 Prozent der Kinder ihrer Studie überhaupt keinen reinen Fruchtsaft tranken, wahrscheinlich, weil Kinderärzte den Eltern davon abgeraten hatten. Durchschnittlich tranken die untersuchten Kinder 120 ml Fruchtsaft pro Tag, aber auch 360 ml täglich waren nicht adipositasfördernd. Im Gegenteil, diese Kinder hatten ein dreifach verringertes Risiko, übergewichtig zu werden, als jene, die gar keinen Fruchtsaft tranken.

Wie sieht es aber aus mit Limonade und Coca-Cola? Gezuckerte Softdrinks sind an sich nicht schädlich, wären da nicht die Unmengen, die täglich von Kindern und Jugendlichen getrunken werden. In den letzten Jahren stieg der Konsum von gesüßten Getränken um 300 Prozent. Zwischen 56 Prozent und 85 Prozent der Schulkinder trinken zumindest eine Limonade am Tag, Tendenz steigend. Männliche Jugendliche trinken sogar bis zu 4 pro Tag. Kinder und Jugendliche mögen den Geschmack, und außerdem kommen sie leicht an diese Getränke heran. Die Hälfte der Softdrinks, die ein Kind trinkt, bekommt es zu Hause, 22 Prozent in Fastfood-Restaurants und 7 Prozent an Getränkeautomaten und in Schulkantinen (Wiecha & al., 2006).

Obwohl nur 10 Prozent der täglichen Kalorien aus zugesetztem Zucker bestehen sollen, liefert eine Limonade allein schon 18 bis 20 Prozent dieser Kalorien. Wer jeden Tag eine Dose Coca-Cola oder einen anderen gezuckerten Softdrink in dieser Menge konsumiert, nimmt in 3 bis 4 Wochen ungefähr ein Pfund zu, denn schon 330 ml haben 150 kcal und umgerechnet zehn Teelöffel Zucker. Deshalb ist es wichtig, dass Kinder und Jugendliche diesen hohen Zuckeranteil ausgleichen, indem sie für den Rest des Tages ungesüßte Getränke zu sich nehmen.

Der Zusammenhang von Softdrinks und Übergewicht ist wissenschaftlich jedoch nicht eindeutig bewiesen. Aber der hohe Konsum sorgt für eine erhöhte Kalorienzufuhr. Deshalb ist es ratsam, Milch oder Wasser zu den Mahlzeiten zu trinken.

Eine Nebenwirkung haben manche Fruchtsäfte und Limonade allerdings gemeinsam: Handelsüblicher Orangensaft verursacht wegen seines Gehaltes an zahnschädigenden Fruchtsäuren ebenso wie Limonade Karies.

Fastfood-Generation

Fettleibigkeit hat sich in den letzten 20 bis 30 Jahren geradezu epidemisch ausgebreitet. Dies ging so rasant vor sich, dass man die Ursachen vor allem in unserer Umwelt und besonders in dem Wandel unseres Lebensstils sucht. Das schließt natürlich physische, soziale, psychologische und biologische Faktoren nicht aus.

Was hat sich in unserem Leben in den letzten Jahrzehnten so drastisch verändert, dass es heute so viele Übergewichtige gibt? Die Antwort ist: unsere Essgewohnheiten. Man isst meistens außer Haus. Sei es wegen der Schule, des Studiums, der Arbeit oder aus Bequemlichkeit. Und nur die wenigsten nehmen sich etwas Selbstgekochtes von zu Hause mit und verzehren es z. B. in der Mittagspause im Park. Der Trend geht stattdessen zum Fastfood, denn das nimmt am wenigsten Zeit in Anspruch – etwas, das unserer hektischen Gesellschaft sehr entgegenkommt.

Die Zeitspanne zwischen Bestellung und Erhalt des verzehrfähigen gastronomischen Produktes beträgt im Allgemeinen weniger als 10 Minuten. Wie lange braucht man dagegen, um ein gesundes Mittag- oder Abendessen vorzubereiten und zu kochen? Besonders wenn beide Elternteile arbeiten müssen und ohnehin wenig Zeit haben.

Fastfood hat Erfolg. Weltweit. Vor allem Kinder und Jugendliche scheinen mitunter süchtig nach Hamburgern und Fritten zu sein. Für Kinder ist die weiche Fastfood-Nahrung leicht zu kauen, und sie verspricht ein neues Spielzeug. Jugendliche hingegen werden oft durch die Werbung der Fastfood-Industrie beeinflusst, können über ihr Geld selbst bestimmen und treffen in Fastfood-Restaurants auf andere Jugendliche. In Frankreich bezahlen Studenten bei McDonald's für ein Menü sogar einen Euro weniger (Stand 2007).

Amerikanische Jugendliche essen mehr als drei Mal pro Woche in Fastfood-Restaurants. 75 Prozent der Jugendlichen gaben bei einer Befragung an, in der vergangenen Woche Fastfood gegessen zu haben (St. Onge & al., 2003). Eine Wiener Adipositas-Studie (Jerk & Widhalm, 2000), in deren Rahmen Nahrungsmittelverzehr und Essgewohnheiten von 20 hochgradig übergewichtigen Jugendlichen im Alter von 8 bis 18 Jahren untersucht wurden, kam zu dem erschreckenden Ergebnis, dass 5 von 10 Mädchen sowie 4 von 10 Jungen täglich Mahlzeiten in Fastfood-Einrichtungen zu sich nehmen, weitere 3 Mädchen und 4 Jungen zwei bis drei Mal wöchentlich. Doch auch hierzulande ernährt sich bereits jeder dritte männliche Jugendliche mindestens ein Mal pro Woche von Fastfood – mit steigender Tendenz. Bei Mädchen ist die Zahl halb so groß.

In den USA hat sich die Anzahl der Fastfood-Restaurants von Ende der 70er bis Mitte der 90er verdoppelt. Heute sind es 247.115 Fastfood-Restaurants in amerikanischen Städten, Schulen und sogar Krankenhäusern. In Deutschland liegt die bundesweite Zahl der McDonald's-Restaurants bei etwa 1.276. Die Fastfood-Kette Subway wollte die Zahl ihrer Restaurants in Deutschland bis 2010 auf 1.500 erhöhen und so McDonald's überholen. Zurzeit gehören rund 400 Restaurants zu dieser Kette, Ende 2007 sollen es 550 sein. Burger King hat knapp 500 Filialen.

Auch wenn der Begriff »Fastfood« in den 50er Jahren in den USA entstand, so waren Vorläufer von Schnellrestaurants bereits in der Antike weit verbreitet. In größeren Städten gab es

an jeder Ecke Läden, in denen man warmes Essen kaufen konn-
te. Einige solcher Läden, die in ihrer Einrichtung modernen
Imbissbuden bereits erstaunlich ähnlich waren, wurden in
Pompeji ausgegraben. Diese Läden waren für viele einfache
Städter die einzige Möglichkeit, warm zu essen, da zahlreiche
Mietwohnungen keinen Herd besaßen.

Das Wort »Fastfood« kommt aus dem Englischen und heißt
übersetzt »schnelle Nahrung«, also Essen, das für den raschen
Verzehr zubereitet wird. Ursprünglich bezeichnete man vor allem Hamburger als typisches Fastfood-Menü, weil man sie
auch im Gehen essen konnte. Doch sehr schnell haben sich
Currywurst, Pommes frites, Döner und viele andere Kalorien-
bomben hinzugesellt. Denn viele Kalorien sind etwas, das so
gut wie alle Fastfood-Gerichte gemeinsam haben: Sie weisen
einen Energiegehalt von bis zu 1.000 kcal und mehr auf, wobei
mehr als die Hälfte der erwünschten Obergrenze der täglichen
Fettzufuhr erreicht wird. Analysen der Nährwertangaben drei-
er Fastfood-Ketten zeigen großteils Fettanteile im Mittel von
40 bis 50 Prozent der Gesamtenergie (mit Spitzenreitern bis zu
60 bis 65 Prozent).

Es wird geraten, täglich nicht mehr als 60 bis 80 g Fett aufzunehmen. Fastfood-Menüs können aber sehr schnell zum Überschreiten der empfohlenen Zufuhr von Fett und damit auch der
Energie beitragen. Das Menü im Beispiel auf S. 64 liefert allein
schon 57 g Fett. Und das ist nur eine Mahlzeit von drei am Tag.

Ist Fastfood aber schuld an Übergewicht? Im Juli 2003 ver-
öffentlichte das US National Chamber of Commerce (Handels-
kammer) einen Bericht über Fastfood und Übergewicht. Darin
heißt es u. a.: »Diese Studie hat herausgefunden, dass Fastfood-
Restaurants nicht die Hauptschuldigen sind, was das Dicker-
werden in Amerika betrifft.« Fastfood-Ketten sind jedoch in
diesem Chamber of Commerce involviert. Zum Vorstand gehören z. B. zwei Geschäftsführer von Coca-Cola und Pepsi. Auch
die Fastfood-Ketten selbst behaupten, nicht zur Übergewichts-
Epidemie beizutragen. Sollen die Verbraucher dieser Aussage
Glauben schenken? Immerhin hat die Tabakindustrie 1954

Energie und Fettgehalt (in g und % der Energie) für verschiedene Produkte von drei Fastfood-Einrichtungen (die Angaben wurden Firmenbroschüren entnommen; – = keine Angabe)

Produkt	Portion (g)	Energie (kcal)	Fett (g)	Fett (% der Energie)
Burger/Baguette:				
Big Mac (McDonald's)	215	498	25	45
McChicken	170	440	23	47
FishMac	144	389	20	47
Whopper mit Käse (Burger King)	297	704	43	55
Big King XXL	367	834	62	67
Caesar Italien BMT (Subway)	–	531	32	54
Sonstiges:				
Pommes frites (McDonald's)	120	397	20	46
Gartensalat (Ital. Dressing)	80 (+ 50 ml)	210	21	90
Donut mit Zucker	68	296	17	53
Vanille-Shake (Burger King)	110	187	11	53

Quelle : Dämon & Widhalm, 2005

Energie, Fettgehalt (g) und Nährstoffrelationen (% der Energie) für ein Fastfood-Menü

Produkt	Energie (kcal)	Fett (g)	Fett (%)	Eiweiß (%)	Kohlenhydrate (%)
Big Mac	498	25	45	20	35
Pommes frites (mittel)	397	20	46	4	50
Coca-Cola (0,25 l)	110	0	0	0	100
Apfeltasche	220	12	49	4	47
Gesamt:	**1225**	**57**	**42**	**10**	**47**

Quelle : Dämon & Widhalm, 2005

ebenfalls bekundet, dass die »Produkte, die wir machen, nicht gesundheitsschädlich sind« (Brownell, 2004).

Die amerikanische Bevölkerungsstudie Cardia behauptet, dass häufiges Konsumieren von Fastfood mit einer Gewichtszunahme und einem Risiko von Insulinresistenz über einen Zeitraum von 15 Jahren verbunden ist. Mehr als 2-mal Fastfood pro Woche würde z. B. zu einer Zunahme von 4,5 kg führen. Diese Studie wurde jedoch kritisiert. Einmal, was die relativ geringe Anzahl der untersuchten Teilnehmer betrifft, und auch die Art und Weise, wie die Informationen erhalten wurden (Astrup, 2005).

Vor einiger Zeit konnte man im Kino den Dokumentarfilm »Super Size Me« sehen, in dem ein Mann namens Mr Spurlock zu einem außergewöhnlichen Experiment antrat. Er aß über einen Zeitraum von 30 Tagen drei Mal pro Tag bei McDonald's.

In dieser Zeit nahm er 11 kg zu. Dieses Experiment ist jedoch ein wenig fragwürdig, da in Wirklichkeit wohl niemand nur Fastfood isst. Aber mal ehrlich: Eigentlich glauben doch die meisten von uns, dass Fastfood dick macht.

Was hat aber die Mehrzahl der Studien über diesen Zusammenhang ergeben? Generell kann man nicht wissenschaftlich belegen, dass Fastfood wirklich zu Übergewicht führt. Jedoch steht der Verzehr von Fastfood häufig in Zusammenhang mit einem ungesunden Lebensstil. Kinder, die mehr Fastfood konsumieren, trinken auch mehr künstlich gesüßte Getränke und nehmen weniger Milch sowie weniger Obst und Gemüse zu sich. Früchte und Gemüse können aber vor Übergewicht schützen, denn sie haben weniger Kalorien und viele Ballaststoffe.

Weiterhin scheint es in der Tat so zu sein, dass Kinder, die Fastfood essen, durchschnittlich 187 kcal mehr pro Tag zu sich nehmen als Kinder, die kein Fastfood essen. Das entspricht ungefähr einer Gewichtszunahme von 2,5 bis 3 kg im Jahr.

Fastfood liefert Kindern und Jugendlichen mehr Fette, mehr Kohlenhydrate, mehr künstlich zugesetzten Zucker. Gleichzeitig sind Fastfood-Produkte arm an Ballaststoffen und besitzen weniger Kalzium als andere Lebensmittel. Beides wird mehr und mehr mit einem Risiko für Übergewicht und Insulinresistenz in Zusammenhang gebracht (Isganaitis & Lustig, 2005). Die Größe der Portionen verleitet dazu, mehr zu essen (Bowman & al., 2004).

Da Fastfood generell sehr viele Kalorien und Fette liefert und nicht die gesündeste aller Ernährungsweisen ist, ist es grundsätzlich ein Faktor für Übergewicht. Wenn man sich jedoch ansonsten gesund und kalorienarm ernährt, kann dieser Effekt von Fastfood ausgeglichen werden. So isst man beispielsweise morgens Müsli und Obst, mittags Hamburger oder Currywurst und abends Gemüse – und nicht Pizza oder noch mal Hamburger. Eine weitere Möglichkeit ist, sein Fastfood-Menü kaloriensparender zusammenzustellen. Die folgende Tabelle zeigt, wie durch eine gezielte Auswahl von Fastfood-Produkten eine deutlich bessere Nährstoffrelation erreicht werden kann.

Energie, Fettgehalt (g) und Nährstoffrelationen (% der Energie) für ein Fastfood-Menü

Produkt	Energie (kcal)	Fett (g)	Fett (%)	Eiweiß (%)	Kohlenhydrate (%)
Hamburger	257	9	30	19	51
Gartensalat (Kräuterdressing)	110	9	76	5	19
Mineralwasser (0,25 l)	0	0	0	0	0
Sundae Erdbeer (Eis)	215	4	15	9	76
Gesamt:	582	22	33	13	54

Quelle : Dämon & Widhalm, 2005

Bevorzugen Sie deshalb im Fastfood-Restaurant die kleineren Portionen. Bei McDonald's hat die große Portion Pommes frites 610 kcal, die kleine aber nur 210 kcal. Eine große Coca-Cola hat 410 kcal, die kleine 150 kcal (Harnack & French, 2003).

Die Portionen von Hamburgern, Pommes frites, Limonaden in Fastfood-Restaurants haben in den letzten 50 Jahren um das 2- bis 5-fache zugenommen. Das amerikanische Gesundheitsamt hat die Fastfood-Industrie ermutigt, XL- und XXL- Portionen ganz abzuschaffen und stattdessen vernünftige Portionen anzubieten. Diesen Vorschlag in die Tat umzusetzen, wäre ein wichtiger Beitrag zur Prävention von Übergewicht, vor allem, weil wir Menschen nur schwer erkennen, welches Essen wirklich kalorienreich ist. Nicht umsonst bleibt uns manchmal die Spucke weg, wenn wir erfahren, wie viele Kalorien ein Nahrungsmittel eigentlich hat.

Die Zunahme der Portionen in amerikanischen Fastfood-Restaurants von 1977–78 bis 1994–96

Essen/Getränke	Energiezufuhr (kcal)			Größe der Portion*		
	1977–78	94–96	Zunahme %	77–78	94–96	Zunahme %
Dessert	277	302	+9	111	149	+33
Limonade	131	191	+46	322	523	+62
Fruchtsäfte	147	210	+43	308	455	+48
Pommes frites	171	284	+66	60	94	+57
Hamburger	419	497	+19	174	206	+18
Cheeseburger	406	537	+32	169	209	+24

* Essen in g, Getränke in ml, verändert von Nielsen & Popkin
Quelle: Astrup, 2005

Tatsache ist: Fastfood ist Teil unseres Lebens, von klein auf. Eltern verstärken oft die emotionale Bindung ihres Kindes an Fastfood, denn: Wo wird gerne Geburtstag gefeiert? Wohin geht die Familie zum Essen, um das Kind zu belohnen? Womit muntert man ein Kind auf? Die Antwort darauf brauche ich Ihnen vermutlich nicht zu geben.

Fastfood zu verbieten, ist sinnlos, denn dadurch werden diese Gerichte nur noch attraktiver. Auch würde Ihr Kind immer einen Weg finden, um an Hamburger und Fritten zu kommen, ohne dass Sie es erfahren. Außerdem ist der Verzehr von Fastfood kein Drama, solange man sich nicht ausschließlich davon ernährt. Entscheidend ist vielmehr die Wochenbilanz. Wenn man sich hauptsächlich ausgewogen ernährt, kann man sich ab und zu Hamburger und Pommes erlauben.

Die gesunde Ernährung seines Kindes im Blick zu haben, sich darum zu kümmern und eine weniger »übergewichtsfreundliche« Umgebung zu schaffen, ist das probateste Mittel gegen Übergewicht.

Kinder und Jugendliche würden in ihrem Essverhalten vielleicht auch dadurch positiv beeinflusst, wenn Sportveranstaltungen mehr Hersteller von gesunden Lebensmitteln als Sponsoren auswählen würden. Für Professor Dr. Alexander Krämer von der Universität Bielefeld ist »das Sponsoring der letzten Fußballweltmeisterschaft in Deutschland durch Bier- und Softdrink-Hersteller und Fastfood-Ketten ein atemberaubendes Beispiel für einen skandalösen Missbrauch dieses Events von nationalen und multinationalen Industrien« (Krämer, 2006).

Kinder und Jugendliche werden tagtäglich mit ungesunden Lebensmitteln konfrontiert. In der Schule, in Supermärkten, in der Werbung. Für ein Kind ist es schwierig, diesen Verlockungen zu widerstehen, und uns Erwachsenen geht es oft ebenso. Manche Fastfood-Restaurants bieten seit Kurzem gesündere Produkte an, z. B. Früchte als Dessert. Es bleibt zu hoffen, dass diese Entwicklung so weitergeht. Doch so lange Fastfood-Restaurants ihre Hamburger nicht mit magerem Fleisch, Vollkornbrot oder -brötchen, fettarmer Mayonnaise, mehr Gemüse, fettärmeren Pommes frites und zuckerreduzierten Getränken anbieten, so lange sollten Sie immer auf die Nährwertangaben achten, wenn Sie Fastfood bestellen. Können Sie die Nährwerttabelle im Fastfood-Restaurant nicht finden, dann fragen Sie nach ihr. Sie hilft Ihnen und Ihrer Familie, sich für eine kalorien- und fettärmere Ernährung zu entscheiden.

Das emotionale Loch

Wäre die Vermeidung von Übergewicht nur eine Frage der gesunden Ernährung, würde eine entsprechende Aufklärungskampagne eigentlich genügen. Aber ein Kind oder einen Jugendlichen darauf hinzuweisen, wie man sich richtig ernährt, ist nicht immer ausreichend. Nicht selten stecken hinter der Gewichtszunahme seelische Probleme. Irgendetwas spielt sich im Inneren, in der Psyche der betroffenen Kinder und Jugendlichen ab und drängt sie zum Essen. Zusammen mit einem Therapeuten gilt es, diese seelischen Ursachen für Übergewicht zu finden. Doch dazu bedarf es des Einverständnisses des Kindes oder des Jugendlichen, und das ist nicht immer gegeben. Denn in sich zu gehen, sich zu erkunden – das kann auch Angst machen.

Christian, 14, hat diesen Schritt gewagt. Zusammen mit drei anderen übergewichtigen Kindern wird er von einer Psychologin betreut. Er erinnert sich sehr gut, wann genau er begonnen hat, Essen in sich hineinzustopfen: »Vor etwa zwei Jahren, da ist mein Vater weggegangen, ohne zu sagen, wohin. Meine Eltern waren zwar schon länger geschieden, aber mein Vater hat in der Nähe gewohnt. Ich habe ihn da oft besucht. Als er dann weg war, bin ich depressiv geworden und habe mich mit Essen getröstet. Er hat mir gefehlt. Essen – das hat irgendwie die Leere, die mein Vater hinterlassen hat, gefüllt. Das habe ich aber erst jetzt verstanden.«

Christian hat sich entschieden, sein Übergewicht in den Griff zu bekommen, als er vor einigen Monaten seinen Vater wiedergefunden hat. »Seit mir geholfen wird, sieht auch mein Vater, dass ich abnehme. Und das gibt mir den Willen, weiter abzunehmen.«

Mangel an Zuwendung oder gar Lieblosigkeit, Frust, Ängste (wegen Scheidung der Eltern oder Tod eines Elternteils), Unzufriedenheit, Einsamkeit, Langeweile, Leistungsdruck und Schulstress können manche Kinder und Jugendliche nur durch vermehrtes Essen ertragen und sozusagen »verdauen«. Durch In-sich-Hineinfuttern suchen sie Trost für ihr inneres Unwohlsein und schaffen sich zumindest vorübergehend Wohlbefinden und innere Zufriedenheit. Seelischer Kummer wird durch den Genuss von vorwiegend süßen und fettreichen Nahrungsmitteln und Getränken kompensiert. Die Kinder »schlucken« gewissermaßen ihre Probleme hinunter. Diese »Lösung« verursacht aber nur neue Probleme, sowohl gesundheitliche als auch wiederum seelische, denn das Übergewicht, das aus dieser Ersatzbefriedigung resultiert, wirkt sich negativ auf die Seele des Kindes aus.

Durch die Gewichtszunahme werden die Kinder oder Jugendlichen zunehmend träge, lustlos, unbeweglich, und anstatt mit anderen draußen zu spielen oder Sport zu treiben, sitzen sie daheim herum und ziehen Internet, Computerspiele und Fernsehen als Freizeitbeschäftigungen vor. Dazu braucht man keine körperliche Kondition, und man kann sich damit vor allem allein beschäftigen. Denn mit dem Übergewicht beginnen in der Regel auch die Hänseleien und der Spott der anderen. Dadurch sinkt das Selbstwertgefühl des dicken Kindes noch mehr, und es zieht sich mehr und mehr in eine selbst gewählte Einsamkeit zurück.

Bei übergewichtigen Jugendlichen tritt diese Isolation in einer Lebensphase auf, in der sie ihre Zeit eigentlich nur mit Gleichaltrigen verbringen und sich langsam vom Elternhaus abnabeln, anstatt sich darin zu »begraben«. Ellen, 16, kann dies bestätigen: »Es ist viel schwieriger, einen Freund zu finden, man traut sich kaum auf Partys oder in Diskos, weil man Angst hat, ausgelacht oder gar nicht erst reingelassen zu werden von den Türstehern; man vermeidet gewisse Situationen aus Angst vor blöden Bemerkungen: Man kann nicht alle Klamotten tragen, die einem gefallen, weil sie entweder zu klein sind oder einfach blöd aussehen, Bikini im Sommer geht nicht, im Freibad fühlt man sich unwohl und in der Öffentlichkeit heimlich angestarrt. Kleider zu tragen auf Festen ist seltsam, weil einem die Oberarme nicht gefallen oder sonst was nicht taugt, und man fühlt sich in seiner Jugend irgendwie eingeschränkt.«

Essen schafft Trost, aber auch Isolation, was zu neuen Frustrationen und zu vermehrtem Essen führt. Es ist ein Teufelskreis, bei dem das Kind immer übergewichtiger und unglücklicher wird.

Tanja, 29, kann sich noch gut daran erinnern: »Ich habe immer unter meinem Übergewicht gelitten. In der Schule wurde ich verspottet und ausgelacht. Gerade im Sportunterricht lauerten manche geradezu darauf, dass ich etwas nicht schaffte. Ich hatte wenige Freunde, weil ich mich nur selten verabreden durfte und weil manche nichts mit mir zu tun haben wollten, da ich Zielscheibe der Gemeinheiten war. Ich habe mich kaum getraut, in der Öffentlichkeit Süßigkeiten oder Kuchen zu essen, also hab ich es heimlich getan. Meiner Mutter war das damals egal, ich war halt ihr Pummelchen.«

Auch für Alexia, 19, ist die Schulzeit mit schmerzhaften Erinnerungen verbunden: »Da ich schon als Kind eher der einsame Wolf war, hatte ich eigentlich nicht viele Freunde. Ich kann mich aber nicht daran erinnern, dass in der Grundschule dumme Sprüche von den anderen kamen. Sie haben mich eigentlich akzeptiert, wie ich war. Die dummen Sprüche kamen eher von den Erwachsenen, und ich habe sie dafür verachtet. ›Du musst schlanker werden!‹ – ›Du bist zu dick!‹ – ›Nein, du bekommst keine Süßigkeiten!‹ – ›Ernähre dich gesund!‹ Für sie war ich nur noch das dicke Problemkind. Der Gipfel aber war, dass eine Erzieherin im Internat versuchte, bei mir ein Bewusstsein für mein Übergewicht zu schaffen, weil ich dann sicher versuchen würde, auf eine gesunde Ernährung zu achten. Als ob ich meine Pfunde nicht schon selbst bemerkt hätte! Sie zwang mich, mich nackt vor ihr auszuziehen, meinen Bauchumfang zu messen und mich auf die Waage zu stellen. Dann verglich sie meine Maße mit denen eines schlanken Kindes. Das war für mich eine sehr demütigende Erfahrung und hat das Gegenteil von dem bewirkt, was die Erzieherin eigentlich im Sinn hatte. Damals war ich übrigens neun Jahre alt.

Ich habe mich ständig gefragt, ob es nur das bisschen Übergewicht ist, was die anderen an mir störte. Ich fühlte mich nicht mehr wie ein Mensch. Ich hatte bereits in diesem Alter Selbstmordgedanken, weil ich mich dauernd wie ein Mensch unterster Klasse fühlte. Immer schön perfekt, das war ich nicht. Warum konnten sie mich nicht akzeptieren, wie ich war? Ich glaube, wenn sie das damals getan hätten, hätte ich sogar aus eigenem Antrieb das Essen probiert, das ich nicht mochte. Aber unter dem Druck von allen Seiten, dauernd etwas probieren zu müssen – das war einfach zu viel für mich, und dieses gestörte

Essverhalten hielt deshalb auch einige Jahre vor, selbst dann, als ich nicht mehr im Internat war.

In der weiterführenden Schule begann auch noch das Mobbing meiner Klassenkameraden. Sie machten sich ständig über mich und meine Figur lustig und mieden mich wie die Pest, weshalb ich häufig in der Schule fehlte. Aber da ich recht gescheit war, hatte ich keine größeren Probleme mit dem Stoff. Doch der Kummer über das, was ich in der Schule erlebte, war groß, und ich versuchte wie üblich, mich mit Essen zu trösten. Das Mobbing dauerte von der siebten bis zur zehnten Klasse, also drei Jahre lang.«

Auf die Frage, wie Alexia sich fühlte, wenn sie aß, antwortet sie: »Ich war immer erleichtert, wenn ich was gegessen habe (also außerhalb der geregelten Mahlzeiten). Ich war einfach rundum zufrieden. Vor allem, weil Süßes im Internat von Zeit zu Zeit für mich verboten war, während ich zu Hause essen konnte, was und wann ich wollte. Zu Hause war ich einfach nur ich selbst, und das genügte mir. Da gab es niemanden, der mir das Essen verbot. Und solange ich gemobbt wurde, habe ich das auch so gehandhabt. Ich wusste, wenn ich etwas aß, würde es mir besser gehen.«

Warum greifen Kinder und Jugendliche oft zu Nahrung, um sich zu trösten? Alexia drückt es so aus: »Ja, warum eigentlich Essen? Ich vermute, das Essen war einfach da, allzeit bereit, aufgegessen zu werden. Das war etwas, das ich schaffen konnte. Obwohl ich wusste, dass Essen mich dick machte und der Grund für all die Probleme war, die mir mein Übergewicht bereitete. Aber das war mir egal. Hauptsache, es ging mir besser, und das tat es, wenn ich etwas essen konnte. Heute mache ich das übrigens nicht mehr. Wenn es mir nicht gut geht, dann versuche ich, meinen Kummer in etwas Kreatives zu verwandeln, sei's ein Gedicht oder eine Zeichnung. Jedenfalls esse ich nicht mehr willenlos drauflos, wenn es mir nicht gut geht! Das habe ich vor drei Jahren eingesehen.«

Essen, um sich wohlzufühlen. Der Akt des Essens wirkt beruhigend. Mit jedem Kilo, das das Kind zunimmt, schafft es sich physisch und vor allem psychisch einen schützenden »Panzer«. An diesem soll alles abprallen. Er soll die Probleme auf Distanz halten. Nicht selten ist übergewichtigen Kindern egal, dass sie dick sind. Sie brauchen diesen körperlichen Schutz und wollen ihn nicht aufgeben.

Wird Nahrung instrumentalisiert, um emotionale Probleme zu bewältigen, hilft ein Besuch bei einer Ernährungsberaterin allein wenig. Das Problem ist nicht das Essen. Es liegt woanders. Karin, 33, hat einen 10-jährigen Sohn, der seit einiger Zeit immer mehr zunimmt. Mit sieben Jahren hat er seinen Vater verloren, und sie glaubt, dass er isst, weil er den Tod des Vaters nicht verkraftet. Er stopft das Essen in sich hinein, als wolle er ein Loch stopfen.

Kinder in diesem Alter verstehen noch nicht, dass sie essen, weil sie Probleme oder Kummer haben. Der Dialog ist der erste Schritt, um ihnen zu helfen. Es ist wichtig, seinem Kind zu signalisieren, dass man eine Veränderung in seinem Verhalten bemerkt hat und dass man sich Sorgen macht. Manchmal hat man als Elternteil Hemmungen oder Angst, sein Kind auf sein Essverhalten hin anzusprechen, weil man ihm nicht noch mehr Kummer zufügen will oder befürchtet, dass es aggressiv reagiert und abblockt. Sollte dies der Fall sein, ist es wichtig, eine neutrale dritte Person am Gespräch teilhaben zu lassen, entweder jemanden aus der Familie, aus dem Bekanntenkreis oder einen Spezialisten. Im Gespräch sollten die Eltern versuchen herauszufinden, was ihr Kind bedrückt. Das Bewusstsein darüber, dass man isst, weil man emotionale Probleme hat, ist der erste Schritt weg vom Übergewicht. So können Kinder und Jugendliche nach und nach ihr ungesundes Essverhalten, das wie eine Verteidigungsstrategie eingesetzt wird, durch neue Wege ersetzen, um Frustrationen zu bewältigen.

Wenn Eltern sich in ihrem Kind
nicht mehr wiedererkennen

Narziss war in der griechischen Sage ein Jüngling, der sich in sein Spiegelbild verliebt hatte. Die Selbstliebe des Menschen wird deshalb auch als »Narzissmus« bezeichnet. Meist wird dieser Begriff in seiner negativen Form für Wesenszüge einer Person wie Egoismus, eine unkritische Haltung sich selbst gegenüber und eine überhöhte Anspruchshaltung verwendet. Narzissten werden vom Wunsch nach Ruhm und Erfolg geprägt. Sie möchten vor anderen als überlegen, großartig und unerreichbar dastehen, reden fast ausschließlich von sich selbst, ihren Ideen und Erfolgen.

Aber es gibt noch eine andere Interpretation von Narzissmus. Für Alice Miller muss es sich nicht um eine übertriebene Selbstliebe handeln. Unter einem »gesunden Narzissmus« versteht sie den »Idealfall der genuinen Lebendigkeit, eines freien Zugangs zum wahren Selbst, zu den echten Gefühlen«. Ein gesunder Narzissmus ist an der Fähigkeit zur Selbstliebe und zur Herstellung echter Nähe zu erkennen. Er ist eine Art gesunde »Eitelkeit«, die aus Lob und Anerkennung resultiert. Von klein auf sucht der Mensch nach Bestätigungen. Als Kleinkind bei den Eltern, wenn es das Laufen gelernt hat, für die erste selbst gebastelte Überraschung, und später in der Schule sind es die Noten, die es stolz vorzeigt und für die es belohnt werden möchte. Und so geht es ein Leben lang weiter.

Wird ein Kind geboren, dann suchen die glücklichen Eltern auch nach Anerkennung in den Augen der Familienangehörigen und Freunde. Die Zärtlichkeit der Eltern ihrem Kind gegenüber kann man als Wiederbelebung des eigenen Narzissmus verstehen. Gleichzeitig soll das Kind die unerfüllten Wunschträume seiner Eltern wahr machen, es soll es besser haben als sie.

Durch eine positive, liebevolle Mutter-Kind Beziehung entsteht die primäre Selbstliebe. Das Lächeln der Mutter, ihre Fürsorge, ihre Zärtlichkeiten und liebevollen Worte geben dem Säugling eine Ahnung von dem, wer er ist. Im narzisstischen

Erleben ist stets ein anderer präsent, von dem das Selbst gesehen, geliebt oder anerkannt werden möchte.

Eine Gewichtszunahme beim Kind kann die sonst harmonische Eltern-Kind-Beziehung stark beeinflussen. Auch weil die Eltern sich auf der Suche nach dem Warum mitunter schuldig fühlen. »Bin ich eine schlechte Mutter?«, fragt sich Erika, 34, Mutter eines stark übergewichtigen 9-jährigen Jungen. »Wir kümmern uns gut um ihn und haben es auch immer getan. Er hat mich eben ständig um Essen gebeten. Wissen Sie, es ist so schwierig, zu seinem Kind Nein zu sagen, ihm nichts zu essen zu geben. Wie stehe ich denn dann als Mutter da?«

Wenn das eigene Kind übergewichtig ist, können Eltern den Eindruck bekommen, versagt zu haben. Die Blicke der anderen, seien es Familienangehörige, Bekannte oder auch nur Leute auf der Straße, scheinen zu sagen, dass dieses Kind nicht »gelungen« ist – zumindest nicht nach dem Schönheitsideal der Gesellschaft. Durch den Druck von außen verändert sich die Einstellung der Eltern zu ihrem Kind: Es wird nicht mehr als »perfekt« empfunden. Das kann schmerzliche Momente für Eltern und Kind mit sich bringen.

Robert, 33, war schon in seiner frühen Kindheit stark übergewichtig. Er hasste das Anprobieren von Hosen und Pullis in Geschäften. »Ich sehe alles noch genau vor mir«, erzählt Robert, »meine Mutter schämte sich wegen mir, wenn sie im Geschäft nach großen Größen fragen musste, und blieb am liebsten bei mir in der Ankleidekabine. Ich wollte schon gar nicht mehr mit zum Einkaufen gehen. Ich merkte doch, dass ich ein Schandfleck für sie war.« Roberts Mutter weint, als er das sagt. »Du bist nie ein Schandfleck für mich gewesen. Und für deinen Vater auch nicht. Aber wenn man ständig auf der Straße angeschaut wird, als habe man sein Kind misshandelt und absichtlich vollgestopft … Ich hatte nicht immer die Kraft, das auszuhalten. Ich bin dann nicht auf dich böse gewesen, sondern auf mich, weil ich diese Blicke an mich habe herankommen lassen. Vielleicht habe ich mich geschämt, aber gleichzeitig wollte ich dich immer beschützen.«

Wenn Eltern sich in ihrem eigenen Kind nicht mehr wiedererkennen, kann dies eine narzisstische Wunde bei ihnen aufreißen. Es ist eine Verletzung ihres eigenen Selbstwertgefühls, denn sie trauen ihrem Kind nicht mehr zu, dass es ihre Träume verwirklicht. Sich diese Enttäuschung einzugestehen, ist ein schwieriger Prozess, der manchmal nur mit Unterstützung eines Therapeuten gelingt. Denn zu erkennen, dass man von seinem Kind enttäuscht ist, ist ein schier unerträgliches Gefühl. Man möchte es nicht wahrhaben. Und dieses Nicht-wahr-haben-wollen kann die Eltern in ihrem Handeln lähmen. Sie schaffen es nicht, Hilfe zu suchen und sich selbst in die Lage zu versetzen, das Problem anzupacken. Das Übergewicht des Kindes wird verdrängt. Von Umstehenden kann das so gedeutet werden, als sei es den Eltern egal, dass der Sohn oder die Tochter zwanzig Kilo zu viel wiegt.

Auch die Mutter von Lara versucht, Auseinandersetzungen mit ihrem übergewichtigen Kind zu vermeiden. Nicht, weil sie das Gewichtsproblem ihrer Tochter verdrängt, sondern weil sie mit ihrer Tochter mitleidet und ihr nicht wehtun möchte: »Ich sehe natürlich, dass meine Tochter den ganzen Tag rumsitzt. Ich sage aber nichts zu ihr. Und dann, wenn ich allein bin, breche ich zusammen. Meine Kinder, meine Tochter, das ist mehr als mein eigenes Leben.«

Es kommt aber auch vor, dass Eltern ihr übergewichtiges Kind häufig kritisieren. Sie piesacken es oder machen sich über es lustig. Sina, 14, erinnert sich, wie sie als 10-Jährige auf dem Sprungturm im Schwimmbad stand und der Vater laut rief: »Wie eine fette Ente stehst du da oben!« Daniela, 21, die noch bei ihren Eltern wohnt, hört diese Bemerkungen täglich. »Ich hatte eigentlich immer Glück und wurde in der Schulzeit nur selten gehänselt. Aber dafür werde ich von meinen Eltern nicht so akzeptiert, wie ich bin. Und das ist sehr schlimm für mich. Ich werde von ihnen jeden Tag auf mein Gewicht hingewiesen.«

Auch die Ernährungswissenschaftlerin Miriam Eisenhauer ist der Ansicht, dass es eine Verstärkung des Teufelskreises ist, seinem Kind zu sagen, wie dick es sei und dass es sich beim

Essen zügeln solle. Sie hatte einmal eine Jugendliche in der Beratung, deren Vater ihr immer prognostizierte, dass sie niemals so aussehen würde wie ihre Lieblingssängerin, wenn sie weiterhin so viel esse. Das hat sie sehr verletzt. Unüberlegte Aussagen wie »Guck doch mal, wie du aussiehst!« sind sehr schmerzhaft und können bei einem Kind lebenslange Wunden hinterlassen. Gerade Eltern sollten ihrem Kind nicht das Gefühl geben, dass es nicht liebenswert ist.

Manchmal glaubt das Kind aber auch fälschlicherweise, aufgrund eines Missverständnisses, dass es von seinen Eltern nicht (mehr) geliebt wird. Kinder fühlen sich schnell verantwortlich für Probleme, etwa für den Streit oder die Ehekrise ihrer Eltern. Sie haben einfach noch nicht genügend Urteilsvermögen, Lebenserfahrung oder Distanz zu den Dingen – wie könnten sie auch! Reagieren die Eltern gereizt und fallen böse Worte, beziehen die Kinder das in der Regel auf sich und fühlen sich zurückgestoßen. Sie kapseln sich ab und suchen Trost, z. B. im Essen. Hier wäre es wichtig, dass das Kind die Chance bekommt, sich bei einem Dritten auszusprechen. Ein Psychologe, ein Arzt oder auch eine Vertrauensperson kann helfen, Missverständnisse aufzuklären. Dadurch wird das Ungesagte ausgesprochen, und das Kind lebt nicht in dem falschen Glauben weiter, dass Mama und Papa es nicht lieben.

Alice Miller bezeichnet es als »wohl größte narzisstische Wunde, nicht als das, was man war, geliebt worden zu sein«. Das Gefühl, nicht geliebt zu werden oder die Liebe der Eltern verloren zu haben, greift das Selbstwertgefühl der Kinder an. Sie lieben sich selbst nicht mehr. Diesen Mangel sowohl an elterlicher Liebe als auch an Selbstliebe gleichen sie dann mit Chips, Schokolade, Limonade aus. Nahrung bekommt eine beruhigende und tröstende Funktion. Sie ist aber gleichzeitig zerstörerisch.

Kinder sehnen sich nach Eltern, die sie lieben, zu ihnen stehen und ihnen helfen, ihre Gewichtsprobleme in den Griff zu bekommen. Manchmal missglückt diese Hilfe aber auch, wie Tanja, heute 29, berichtet:

»Als ich etwa 9 war, hat meine Mutter entschieden, dass ich

nun doch lieber abnehmen sollte. Sie ist in die Apotheke marschiert, hat Diätpillen, Entwässerungstabletten und Ballaststofftabletten gekauft, und die musste ich dann unter ihrer Aufsicht nehmen. Ich habe versucht, mich zu weigern, weil mir davon schlecht wurde und schwindelig, aber sie hat mich dazu gezwungen. Normales Essen bekam ich kaum noch, weil ich von den Tabletten satt werden sollte. Tatsächlich habe ich davon einige Kilo abgenommen. Als dann allerdings die Tabletten wegfielen (sie wurden meiner Mutter zu teuer), nahm ich fast doppelt so viel zu, wie ich abgenommen hatte. Denn jetzt gab es ja wieder Pommes & Co. … Also war ich für meine Mutter eine Versagerin, und ›ihre Mühe‹ war umsonst. Daraufhin habe ich aus Frust wieder heimlich Schokolade gegessen oder mir vom Taschengeld Süßes beim Bäcker gekauft.«

Kinder brauchen Stützen und Vorbilder für einen langfristigen Erfolg beim Abnehmen. Die Dinge gemeinsam anzugehen und angemessene Hilfe zu suchen, zeigt einem Kind, dass es nicht allein mit seinen (Gewichts-)Problemen ist.

Ellen, 16, vermisst eine solche Unterstützung: »Meiner Mutter war mein Übergewicht immer ein großes Anliegen, aber unterstützt wurde ich leider nie. Heute versuche ich wirklich abzunehmen, aber irgendwie klappt es nicht. Meine Methoden sind falsch, weil ich will, dass alles schnell geht, und ich daher ziemlich radikal vorgehe. Wenn ich keinen prompten Erfolg sehe, geht es wieder daneben … Ich wäre sehr froh gewesen, wenn man mich schon als Kind beim Abnehmen unterstützt hätte, und mein größter Wunsch wäre, die Zeit zurückzudrehen, denn ich war schon mit vier oder fünf mopsig.«

Aus eigenem Antrieb schaffen Kinder es selten, ihre Lebensgewohnheiten zu ändern. Es ist also notwendig und geboten, zusammen mit dem Kind oder Jugendlichen etwas gegen das Übergewicht zu unternehmen. Miriam Eisenhauer schlägt z. B. vor, gemeinsam etwas Gesundes zu kochen. Es kann aber auch jede andere Aktivität sein, da es nur darum geht, gemeinsam etwas Schönes zu erleben. Dadurch wird das Selbstvertrauen des Kindes gestärkt und der Teufelskreis aus Essen und Vereinsamung durchbrochen. Anfänglich kann es schwierig sein, das Kind aus seinen gewohnten Strukturen, die stark von Fernseher und Computer dominiert werden, herauszuholen. Doch bleiben Sie geduldig, und versuchen Sie, Ihr Kind mit Ihrer Initiative und Ihren Ideen zu inspirieren.

Gehen Sie auf Ihr Kind zu, und sprechen Sie mit ihm behutsam über sein Gewichtsproblem. Schlagen Sie ihm gegebenenfalls einen Besuch bei einem Spezialisten vor.

Viele Kinder und Jugendliche warten darauf, dass ihre Eltern reagieren.

Sobald ein erster Schritt getan ist, verlieren die verletzenden Blicke der anderen mehr und mehr an Bedeutung, und bei den Eltern stellt sich allmählich eine gewisse Distanz zum Übergewicht ihres Kindes ein. Wenn dann auch noch die ersten Pfunde purzeln, sind alle Beteiligten stolz auf sich, und das Selbstbewusstsein steigt wieder.

Freuen Sie sich zusammen mit Ihrem Kind auch über kleine Erfolge, und loben Sie es dafür. Schon kleine Gewichtsänderungen verbessern die Gesundheit Ihres Kindes. Ein Anfang ist gemacht.

Adipositas – eine Art unterlassene Hilfeleistung?

Stellen Sie sich mal ein 13-jähriges Mädchen mit 100 kg oder einen 17-jährigen Jungen mit 130 kg und mehr vor. Das sind in Kliniken wie der Spessart-Klinik Bad Orb keine Ausnahmen, sondern ist trauriger Standard. Hier geht es nicht mehr um Ästhetik. Die Kinder, die in diese Klinik überwiesen werden, kommen meist vom Orthopäden, vom Internisten oder vom Kardiologen. Mit über 1.300 adipösen Kindern und Jugendlichen pro Jahr werden in der Spessart-Klinik bundesweit die meisten Kinder mit krankhaftem Übergewicht therapiert – schätzungsweise insgesamt 15.000. Früher kamen die Kinder und Jugendlichen mit 20 kg Übergewicht, heute beträgt dieses Übergewicht oft 40 oder 50 kg.

Wer es zulasse, dass Kinder über 100 kg wiegen, müsse sich fragen lassen, ob dies nicht bereits unterlassene Hilfeleistung ist, sagt der Geschäftsführer der Spessart-Klinik, Edmund Fröhlich. Man müsse ernsthaft darüber nachdenken, ob es sich bei den extremeren Fällen nicht sogar um Körperverletzung handle. Denn diesen Kindern und Jugendlichen werde ein großes Leid zugefügt, physisch und psychisch. Sie seien chronisch krank und hätten nicht zuletzt auf dem Arbeitsmarkt kaum eine Chance, so Fröhlich weiter.

Auch in England fragen sich Spezialisten, ob das Überfüttern eines Kindes nicht als eine Form von Misshandlung oder Vernachlässigung anzusehen sei. Dr. Tabitha Randell ist eine von fünfzig englischen Kinderärzten, die der Meinung sind, dass manche Eltern ihre Kinder »aus Liebe umbringen«. Anlass für diese Mutmaßung war der Fall eines stark übergewichtigen Kindes, bei dem das Sozialamt eingeschaltet werden musste. Dr. Randell begegnet in ihrer Klinik immer mehr Kindern, die wegen ihres Übergewichts schon vor ihrem 10. Lebensjahr in die Pubertät kommen. Einer ihrer kleinen Patienten wog mit 2 ½ Jahren mehr als 25,4 kg. Die Eltern waren jedoch nur der Ansicht, dass ihr Kind eben schwere Knochen habe. Ein anderer Kinderarzt berichtet von einem 12-Jährigen, der wegen hohen Blutdrucks und Diabetes ins Krankenhaus eingeliefert worden sei und dessen Eltern Schokoriegel ins Krankenhaus geschmuggelt hätten.

Sind also Eltern, die nicht reagieren und es für normal halten, dass ihr Kind an starkem Übergewicht leidet, möglicherweise ein Fall für den Staatsanwalt? Oder haben sie nur dann ihre Pflicht vernachlässigt, wenn ihr Kind bis auf die Knochen abgemagert ist? Bei übergewichtigen Kindern scheint die Akzeptanz der Gesellschaft größer zu sein.

Wie auch immer man diese Frage beantwortet – dass Eltern, insbesondere die Mütter, allzu schnell für die Probleme ihrer Kinder verantwortlich gemacht würden; dass es übertrieben sei, Adipositas mit Vernachlässigung gleichzusetzen; dass die Länderregierungen stärker reagieren müssten und eine umfassende Aufklärung über Adipositas oberste Priorität haben sollte –, fest steht: Übergewichtige Kinder und Jugendliche haben große Angst. Und das ist eine Angst, die erst durch ihr Übergewicht verursacht wurde.

Folgende Zitate von Jugendlichen, heute jungen Erwachsenen, veranschaulichen, wie dringend es ist, zu handeln:

»Ich fühle mich schlecht! Ich habe Angst, dass meine Schmerzen mehr werden und ich frühzeitig sterbe. Ich habe Angst, Diabetes zu bekommen (wurde durch meinen Arzt schon angemerkt). Ich habe so große Schmerzen, dass ich Schmerztabletten nehmen muss, damit ich gehen und meinen Alltag bewältigen kann. Ich habe Angst, dass ich es nie schaffe abzunehmen. Ich möchte nicht mein Leben lang dick und fett sein. Ich habe Angst davor, allein zu sein und nie einen Partner an meiner Seite zu haben. Dick sein heißt einsam sein. Man ist allein mit seinen Problemen.«

»Ich bin mir vollkommen bewusst, dass ich mit meinem Übergewicht nicht weiterleben kann, und habe mir deshalb vor 14 Monaten einen Magenbypass legen lassen. Dadurch habe ich auch schon viel abgenommen, aber ich bin immer noch nicht mein ganzes Übergewicht los. Jedoch habe ich das gute Gefühl, dass ich es schaffen kann. Ehrlich gesagt, habe ich schon Angst vor dem Abnehmen, davor, nachher ›normal‹ auszusehen. Ich habe Angst, dass die Leute, die mich ewig ignoriert haben, mich plötzlich ganz nett finden, nur weil ich nicht mehr so dick bin. Ich habe Angst, dass ich nicht wegen meiner Persönlichkeit gemocht werde, sondern wegen meines Aussehens, und das will ich auf keinen Fall. Dazu kommt mir der Spruch ›Wer mich dick nicht mag, hat mich dünn nicht verdient‹ in den Sinn.«

»Also, ich fühle mich nicht gut. Es wäre schön, von der Allgemeinheit so akzeptiert zu werden, wie man ist. Angst hab ich davor, krank zu werden und allein zu bleiben. Und selbst wenn ich einen Partner hätte, hätte ich Angst davor, betrogen zu werden mit einer Dünnen, weil ich mir nicht so ganz, so hundertprozentig vorstellen kann, dass er mich so liebt, wie ich bin.«

»Angst, ja, also wirkliche Angst habe ich davor, dass ich so enden könnte wie diese Menschen aus dem Fernsehen und Internet. Die sind sehr oft Feedees, die bis zur Immobilität gemästet wurden. Ich habe Angst davor, das bisschen Kontrolle zu verlieren, das ich noch besitze, und so zu enden. Es ist eben wie ein Strudel: Ich bin frustriert wegen der Probleme als übergewichtiger Mensch, wenn ich Frust habe, esse ich, um diesen zu bewältigen, und bin dann noch frustrierter etc. Ich denke aber, dass exakt diese Angst es ist, die mich letztendlich davor bewahrt, vollkommen abzurutschen. Von daher empfinde ich diese Angst als durchaus positiv.«

Gesundheitliche Konsequenzen von Übergewicht und Adipositas

Die Weltgesundheitsorganisation (WHO) spricht von Adipositas als einer globalen Epidemie, deren Folgen bald genauso viele Todesopfer fordern werden wie Unterernährung und Hungersnöte. Laut dem Weltgesundheitsbericht 2002 ist ein BMI von über 31 für 10 bis 13 Prozent der Todesfälle in der europäischen Union verantwortlich. Die übernormale Vermehrung des Körperfettanteils hat krankhafte Auswirkungen. Adipositas ist bereits im Kindes- und Jugendalter mit einer Vielzahl von Folgeerkrankungen verknüpft.

Je mehr ein Mensch zunimmt, desto höher ist sein Risiko z.B. für eine koronare Herzkrankheit. 5 bis 8 kg Übergewicht erhöhen das KHK-Risiko um 25 Prozent. Doch die Gewichtszunahme ist nicht allein ausschlaggebend, sondern vielmehr die Fettverteilung.

Fettgewebe ist nicht einfach nur ein passiver Fettspeicher. Besondere Fettzellen beteiligen sich aktiv am Stoffwechsel. Hauptrisikofaktor für Herz und Kreislauf ist das Fett an den inneren Organen (z.B. Magen, Darm, Leber), das sogenannte »intra-abdominale« Fett. Dieses im Bauchraum liegende Fett ist sehr aktiv, es unterliegt biochemischen, hormonellen und molekularbiologischen Prozessen und kann sich ungünstig auf den Fettstoffwechsel auswirken. Botenstoffe aus dem Bauchfett schaden außerdem den Arterien, indem freigesetzte Entzündungsmediatoren das Plaquewachstum in den Arterien vorantreiben (Deutsche Ärzte Zeitung, Heft 63, 2007). Der Anteil des Bauchfetts lässt daher Rückschlüsse auf das Risiko von Herz-Kreislauf-Erkrankungen und Diabetes zu.

Wie stark man gefährdet ist, kann man am besten einschätzen, indem man seinen Bauchumfang misst – am äußeren Bauchumfang kann man den Anteil des inneren Bauchfetts ablesen. Bei Frauen, die einen Bauchumfang von 88 cm oder mehr haben, ist das Risiko für Herz-Kreislauf-Krankheiten relativ hoch, bei Männern liegt diese Grenze bei 90 cm.

Kräftige Fettansammlungen an Gesäß, Hüften und Oberschenkeln sind ungefährlicher und verursachen seltener Gefäßerkrankungen und Stoffwechselstörungen. Bei Frauen dient das Fettdepot an den Hüften als Energiereserve, z. B. wenn sie stillen. Allerdings können die überflüssigen Pfunde an den Hüften, Po und Oberschenkeln genauso wie das Bauchfett zu Verschleißerscheinungen an den Gelenken führen.

Warum ist das Bauchfett gefährlicher? Das Bauchfett gelangt schneller in die Blutbahn, weil es leicht mobilisiert werden kann. Das erhöht die Blutfettwerte, die die Gefäße schädigen. Übermäßiges inneres Bauchfett kann Veränderungen des Blutdrucks, des Blutzuckers und früher oder später des Insulinspiegels hervorrufen. Bis zu 90 Prozent aller Typ-2-Diabetiker sind übergewichtig oder adipös. Bei dieser Krankheit ist Insulin zwar in genügender Menge vorhanden, es kann aber in der Körperzelle nicht richtig arbeiten. Dies wirkt sich negativ auf die Verwertung von Kohlenhydraten aus und schließlich auf die Regulierung des Fettstoffwechsels. Doch Diabetes Typ 2 ist eine Krankheit, die sich wie kaum eine andere durch gesunde Ernährung positiv beeinflussen lässt.

Zu den schwerwiegendsten Gesundheitsfolgen von Übergewicht und Adipositas zählen:

- Bluthochdruck und Fettstoffwechselstörung
  (wichtigste Risikofaktoren)
- koronare Herzkrankheit
- Schlaganfall
- Diabetes mellitus Typ 2
- Osteoporose
- Gicht
- Arthrose
- Wirbelsäulenschäden
- bestimmte Krebsarten (Gebärmutter-, Eierstock-, Brust-,
  Prostata-, Darm-, Gallenblasen-, Bauchspeicheldrüsen-,
  Leber- und Nierenkrebs)

Im Kindes- und Jugendalter führt Übergewicht bereits zu folgenden Erkrankungen:

- Fettstoffwechselstörungen
  (Dyslipidämie)
- Bluthochdruck
  (arterielle Hypertonie)
- Zuckerstoffwechselstörungen
  (Glucosetoleranzstörungen, Diabetes mellitus Typ 2)
- chronische Entzündungen

Diese Erkrankungen sind zwar oft symptomarm, führen aber allesamt zu Gefäßwandveränderungen, die sich maßgeblich auf die Sterblichkeit auswirken (Reinehr, 2006).

Doch es kann auch zu psychischen Erkrankungen kommen, wobei schwer festzustellen ist, ob sie Ursache oder Folge der Adipositas sind. Laut einer deutschen Studie (Britz & al., 2000) leiden übergewichtige Jugendliche auch an:

- Depression: 43%
- Angststörung: 40%
- Somatisierungsstörung: 15% (quälende, oft wechselnde

Körperbeschwerden, für die keine ausreichende körperliche Ursache gefunden wird)
– Essstörung: 17%, in Form von Bulimie (unkontrollierte Essattacken mit selbst herbeigeführtem Erbrechen) oder Binge eating disorder (unkontrollierte Essattacken ohne selbst herbeigeführtes Erbrechen).

Etwa 17 Prozent der Grundschüler in Deutschland haben bereits Fettstoffwechselstörungen, und in Einzelfällen leiden bereits Kinder an Diabetes Typ 2. (Deutsche Apotheker Zeitung, 2006). Der Berliner Charité zufolge hat jedes dritte fettsüchtige Kind eine Vorstufe der Typ-2-Diabetes. 70 Prozent der übergewichtigen Kinder in den USA haben schon in der Pubertät erste Fettablagerungen an den Gefäßwänden. Im Alter von 20 Jahren hat jeder fünfte Übergewichtige narbige arteriosklerotische Gefäßveränderungen (P. T.A., 2005).

Auch die Entstehung von Gallensteinen und Darmkrebs wird durch Übergewicht gefördert. Wiederum sind Haltungs- und Rückenprobleme die Folgen von zu wenig Bewegung. Etwa ein Fünftel aller übergewichtigen Kinder und Jugendlichen leidet an Gicht und 7 bis 10 Prozent an einer nicht-alkoholischen Fettleberkrankheit, die in einen Leberausfall (Leberzirrhose) münden kann.

Im Rahmen ihrer Ernährungsberatungen mit Kindern hat Miriam Eisenhauer bislang »nur« Haltungsschäden und Asthma beobachtet. Da aber die genannten Folgeerkrankungen in der Regel erst 10 bis 20 Jahre später auftreten, sollten Eltern sich nicht mit dem aktuellen Gesundheitszustand ihres adipösen Kindes zufriedengeben.

Kinder und Jugendliche werden durch Übergewicht anfällig für Krankheiten, die früher auf das Erwachsenenalter beschränkt waren. Deutschlands jüngster »Altersdiabetiker« ist fünf Jahre alt und wiegt 50 kg. Bei einer Kombination mehrerer Folgeerkrankungen (metabolisches Syndrom) steigt das Sterblichkeitssrisiko deutlich an. Etwa 40 bis 70 Prozent der übergewichtigen Kinder und Jugendlichen werden zudem auch im

Erwachsenenalter an Übergewicht leiden (Reilly & al., 2003). Die volkswirtschaftlichen Kosten der Adipositas und ihrer Begleiterkrankungen werden auf 10 bis 20 Milliarden Euro pro Jahr geschätzt.

Die Prävention, Suche nach den Ursachen und frühzeitige Behandlung von Adipositas sind deshalb von enormer Wichtigkeit.

Vorbeugung und Behandlung

Übergewicht und Bewegung

»Hilfe, mein Kind bewegt sich nicht!« Häufig berichten Eltern von übergewichtigen Kindern oder Betroffene selbst, dass sie teilweise bis zu 6 Stunden am Tag vor dem PC, dem Fernseher oder der Spielkonsole sitzen. Ein Lebensstil mit wenig körperlicher Aktivität und viel sitzender Tätigkeit ist einer der zentralen Gründe für die steigende Häufigkeit von Übergewicht.

Wenn durch die Inaktivität über einen längeren Zeitraum mehr Energie zugeführt als verbraucht wird, kommt es zu einer sogenannten »positiven Energiebilanz«. Die überschüssig zugeführte Energie wird dann u. a. in Form von Fett gespeichert. Neben einer zu hohen Energiezufuhr führt auch ein dauerhaft zu geringer Energieverbrauch infolge mangelnder körperlicher Aktivitäten zu dieser »positiven Energiebilanz«. Insbesondere für eine langfristige und nachhaltige Gewichtsreduktion und -stabilisierung ist also die Steigerung des Energieverbrauchs unentbehrlich. Doch dies ist in der Regel nur durch eine Steigerung von Muskeltätigkeiten – also durch vermehrte körperliche Bewegung – zu erzielen.

Mehr körperliche Aktivität wird einerseits durch regelmäßigen Sport, andererseits aber durch bewegungsreiche Alltags- oder Freizeitbeschäftigungen erreicht. Insbesondere eine langfristige Gewichtsstabilisierung scheint entsprechend aktueller Studien besonders durch mehr Alltags- und Freizeitaktivitäten mit eher niedrigen Belastungen erzielbar zu sein. Kurz gesagt: Viel bewegen und wenig sitzen führt zu Gewichtsverlust.

Bewegung im Alltag

Körperlich aktiv zu sein bedeutet also nicht nur, Sport zu treiben. Noch vor 60 Jahren lag die täglich zu Fuß zurückgelegte Strecke eines Kindes oder Jugendlichen bei einem Vielfachen der heutigen. Schulwege von mehreren Kilometern waren keine Seltenheit. Beim Waschen, Kochen, Putzen, auf dem Hof oder bei der Betreuung kleinerer Geschwister zu helfen waren selbstverständliche Alltagstätigkeiten, die ein hohes Maß an körperlicher Aktivität mit sich brachten. Auf Grund gesellschaftlicher und technischer Entwicklungen hat sich die Situation allerdings drastisch verändert.

Heute gehören Wege zur Schule, zu Terminen oder zu Treffen, Tätigkeiten im Haushalt oder im Garten durchaus noch zum Alltag von Kindern und Jugendlichen. Fast alles davon kann entweder mit viel oder mit wenig Bewegung verrichtet werden. Kinder und Jugendliche mit Übergewicht wählen meistens die bewegungsärmere Variante. Wege werden dann statt zu Fuß oder mit dem Fahrrad eher mit dem Auto oder mit öffentlichen Verkehrsmitteln zurückgelegt. Statt der Treppe werden Rolltreppen oder Fahrstühle benutzt. Statt Aufgaben im Haushalt oder im Garten zu übernehmen, werden Medien konsumiert. Statt im Bus oder in der Bahn vier Stationen stehen zu bleiben, wird ein Sitzplatz eingenommen – ebenso in Schulpausen oder beim Warten an der Bushaltestelle.

Der zusätzliche Energieverbrauch einer einzelnen bewegungsreichen Alltagsaktivität ist zwar nicht besonders hoch, doch da im Laufe eines Tages eine große Zahl solcher Aktivitäten zusammenkommt, werden in der Summe schnell täglich mehrere hundert kcal verbraucht.

Kinder und Jugendliche sollten sich also bewusst sein, dass es für viele bewegungsarme Alltagsverrichtungen auch eine bewegungsreichere Variante gibt. Wenn sie dies erkannt haben, sollten sie immer häufiger Letztere wählen, um so den täglichen Energieverbrauch zu steigern. Denn ohne diese Steigerung von bewegungsreichen Alltagsaktivitäten ist eine dauerhafte Gewichtsabnahme und -stabilisierung kaum zu erzielen.

Bewegung in der Freizeit

Ein Großteil der Zeit, die Kindern und Jugendlichen zur Verfügung steht, ist Freizeit – also »freie Zeit« ohne konkrete, festgelegte Aufgaben, Zeit, die frei geplant und genutzt werden kann. Auch diese Zeit kann mit bewegungsreicheren oder bewegungsärmeren Aktivitäten gefüllt werden. Insbesondere übergewichtige Kinder und Jugendliche verbringen einen großen Teil ihrer Freizeit mit Fernsehen, PC und Spielkonsole. Da diese Medien in der Regel sitzend konsumiert werden, ist der Energieverbrauch dabei so gering, dass die durch Essen zugeführte Energie nicht vollständig verbrannt und im Körper z. B. als Fett gespeichert wird. Außerdem wird während des Medienkonsums häufig unkontrolliert und unstrukturiert gegessen, was sich zusätzlich auf die positive Energiebilanz auswirkt.

Warum aber tendieren Kinder und Jugendliche immer mehr zu inaktiven Freizeitbetätigungen? Ein Grund liegt sicherlich in der hohen Attraktivität der Medien für Kinder und Jugendliche. Relativ unkompliziert – einfach durch Anschalten des Gerätes – ist es möglich, virtuelle Herausforderungen zu erhalten oder sich sogar mit Freunden zu »verabreden« und zu kommunizieren. Auf der anderen Seite berichten übergewichtige Jugendliche aber auch immer wieder, dass sie gerne auf den Medienkonsum verzichten, sobald ein attraktives »reales« Freizeitangebot vorliegt – beispielsweise wenn ein Freund anruft und zum Schwimmen, Kanufahren, Zelten oder Radfahren einlädt. Somit ist der Mangel an bewegungsreichen Alternativen ein wesentlicher Grund für den inaktiven Medienkonsum.

Ein weiterer Grund ist häufig auch eine Art Teufelskreis aus steigendem Übergewicht und geringer Teilnahme an bewegungsreichen Freizeitaktivitäten aus Scham oder Angst, sich zu zeigen oder zu blamieren, mit dem Resultat, dass es weniger reale Kontakte bzw. weniger Freunde gibt, was wiederum in einer inaktiveren Freizeitgestaltung mit sich selbst und dem PC resultiert. Das Ausbrechen aus diesem Teufelskreis bedarf häufig professioneller Hilfe oder zumindest der uneingeschränkten Unterstützung der Eltern.

Da die Freizeit einen großen Raum im Leben von Kindern und Jugendlichen einnimmt, sollte es insbesondere hier ein attraktives Bewegungsangebot für sie geben.

Bewegung durch Sport

Beim Sport ist der Energieverbrauch besonders hoch. Das heißt jedoch nicht, dass es ausreicht, ein übergewichtiges Kind zwei oder drei Mal pro Woche in einen Sportverein zu schicken. Zwar wird während der sportlichen Betätigung sehr viel Energie verbraucht, jedoch nur für deren Dauer, und die ist selten lang. Doch durch regelmäßige Teilnahme an sportlichen Aktivitäten kann eine Reihe anderer positiver Effekte erzielt werden.

Durch Sport wird die körperliche Leistungsfähigkeit – die Fitness – gesteigert. Für viele übergewichtige Jugendliche ist dies ein zentrales Ziel. Eine höhere Fitness ermöglicht die Teilnahme an anstrengenderen und länger andauernden sportlichen Betätigungen, was wiederum zu einem höheren Energieverbrauch führt.

Die Muskeln gehören zu den Hauptenergieverbrennern unseres Körpers – auch in Ruhe. In den Muskeln wird sozusagen die Energie aus den Fettzellen verbrannt. Wenn ein Jugendlicher eine eher geringere Muskelmasse hat, wird er – auch in Ruhe – eher weniger Energie während eines Tages verbrennen. Hat er mehr Muskeln, wird er auch mehr Energie verbrennen – auch während er inaktiv ist. Somit ist es ein wichtiges Ziel, die Muskelmasse bei Kindern und Jugendlichen mit Übergewicht oder Adipositas zu erhalten oder zu erhöhen. Dies geschieht durch die regelmäßige Teilnahme an sportlichen Aktivitäten.

Durch regelmäßiges Sporttreiben werden bestimmte Hormone stärker aktiviert, die für die Freisetzung von Energie aus den Fettzellen mitverantwortlich sind. Ein fitter Jugendlicher wird also eher mehr Fett in seinen Muskeln verbrennen als ein weniger fitter. Und das führt zu einer dauerhaften Gewichtsreduktion oder -stabilisierung.

Es zeigt sich zudem immer wieder, dass die Teilnahme an

sportlichen Aktivitäten langfristig das Selbstvertrauen von Kindern und Jugendlichen stärkt und mehr soziale Kontakte entstehen. Dies wirkt sich wiederum positiv auf eine aktive Freizeitgestaltung aus, sodass die Inaktivität im Leben der Kinder und Jugendlichen reduziert wird.

Was sind die Gründe für die inaktive Lebensweise?
Es stellt sich die Frage, warum Kinder und Jugendliche mit Übergewicht oder Adipositas eher bewegungsarme Alltags- und Freizeitaktivitäten wählen, warum sie sich häufig nicht an häuslichen Alltagstätigkeiten beteiligen und warum sie nur wenig sportlich aktiv sind.

Die Gründe sind meist vielfältig und individuell sehr unterschiedlich.

Zum einen spielt sicherlich eine zunehmend bewegungsfeindliche Lebenswelt eine große Rolle. Bewegungs- und Spielräume für Kinder werden immer kleiner, technische Errungenschaften machen den Einsatz von Muskelkraft immer überflüssiger (wer dreht denn schon eine Schraube mit einem Schraubenzieher heraus, wenn es auch einen Akku-Schrauber gibt), ganztägiger Schulunterricht zwingt die Kinder, teilweise 6 oder mehr Stunden täglich zu sitzen.

Dennoch ist eine solche bewegungsfeindliche Umgebung keine Entschuldigung für die drastische Gewichtszunahme von Kindern und Jugendlichen. Viele Gründe sind auch bei den Betroffenen und ihren Familien selbst zu finden.

Wenn der Lebensstil der gesamten Familie vorwiegend durch Inaktivität gekennzeichnet ist, werden die Kinder und Jugendlichen zwangsläufig zu einem inaktiven Lebensstil hin erzogen. Häufig bleibt auf Grund der Berufstätigkeit beider Elternteile wenig Zeit für eine gemeinsame bewegungsreiche Freizeitgestaltung – die Kinder sind dann täglich längere Zeit sich selbst überlassen. Dadurch wird es schwierig, die Kinder zu mobilisieren, sie entweder dazu zu animieren, sich mehr zu bewegen, oder die Sache selbst in die Hand zu nehmen. Darüber hinaus bergen solche Mobilisierungsversuche häufig Zündstoff für

Konflikte zwischen Eltern und Kindern, die gerne vermieden werden, obwohl sie notwendig wären. Teilweise spielt auch die Angst der Eltern eine Rolle, die z. B. verhindert, dass das Kind mit dem Fahrrad zum Kindergarten oder zur Schule fährt. Und nicht selten fehlen den Kindern häufig einfach die notwendigen Materialien (wie z. B. ein gutes, funktionstüchtiges Fahrrad, ein paar Rollschuhe, Bewegung fördernde Spielgeräte oder einfach nur gute Sportschuhe), um sich freudvoll zu bewegen.

Letztlich ist es sicherlich auch die Angst vor Hänseleien, Scham oder sind es die fehlenden Freunde, die die übergewichtigen Kinder und Jugendlichen daran hindern, aktiv und voller Lust ihre Freizeit zu gestalten.

Was ist zu tun?
Eine zentrale Rolle bei der Gewichtsreduktion bei übergewichtigen oder adipösen Kindern und Jugendlichen haben die Eltern. Sie stehen in täglichem Kontakt zu ihren Kindern, sind Vorbild und für ihre Erziehung verantwortlich – auch für die Erziehung hin zu einem bewegungsreichen Lebensstil. Was sind nun konkrete Aufgaben der Eltern bei dieser Erziehung?

Nehmen Sie sich Zeit!
Erziehung grundsätzlich und insbesondere Erziehung zu einem bewegungsreichen Lebensstil bedarf gemeinsamer Zeit von Eltern und Kindern. Es ist in unserer heutigen schnelllebigen Gesellschaft nicht immer leicht, sich genügend Zeit für die eigenen Kinder zu nehmen, doch es ist absolut notwendig, wenn es darum geht, sie zu ermuntern, körperlich aktiver zu werden. Gemeinsame Freizeitunternehmungen (die auch an den Interessen der Kinder orientiert sein sollten), das gemeinsame Verrichten von Alltagsaufgaben in Haus oder Garten, die Anteilnahme und das Interesse an sportlichen Aktivitäten des Kindes oder allein schon eine gemeinsame Kissenschlacht können Wunder wirken.

Seien Sie Vorbild!

Kinder lernen von ihren Eltern. Nicht nur die Sprache, sondern auch die Gestaltung der Freizeit, die Erledigung der täglichen Aufgaben oder die Teilnahme an sportlichen Aktivitäten. Ein Kind wird es dauerhaft nicht einsehen, warum es immer mit dem Rad zur Schule fahren sollte, wenn der Vater jeden Tag die 1,5 km zur Arbeit mit dem Auto fährt. Es wird langfristig auch nicht einsehen, warum es nur 1 Stunde fernsehen darf, wenn bei den Eltern der Fernseher den ganzen Nachmittag ununterbrochen läuft.

Vorbild sein heißt also für Eltern u. a. : auch selbst kurze Wege mit dem Rad oder zu Fuß erledigen; den eigenen Fernseh- und PC-Konsum einschränken; selbst eine aktive Freizeitgestaltung vorleben und entsprechende Vorschläge für Ausflüge und Aktivitäten einbringen; selbst Treppen steigen, in öffentlichen Verkehrsmitteln stehen bleiben und sich auch sonst nicht immer gleich hinsetzen; und vielleicht sogar selbst mit einer Sportart beginnen, sodass das Kind lernt, dass es sich lohnt, sich sportlich zu betätigen.

Schaffen Sie Möglichkeiten und stellen Sie das Material bereit!

Eine aktive Freizeitgestaltung und eine erfolgreiche Teilnahme am Sport erfordern neben ausreichend Zeit auch eine entsprechende materielle Ausstattung, nämlich Spiel- und Sportgeräte. Eltern sollten solche anschaffen oder schenken und dabei auch die Wünsche ihrer Kinder berücksichtigen. Das können – statt des 13. Computerspiels – z. B. Bälle, Flumis, Federballschläger, ein Indiaka-Ball, Boccia-Bälle, ein Crocket-Spiel, ein Gummi-Twist, Malkreide oder ein Fernglas sein.

Darüber hinaus sollten Eltern – je nach Alter ihrer Kinder – sicherstellen, dass die Materialien für eine bewegungsreiche Alltags- und Freizeitgestaltung funktionstüchtig sind. Ein Kind wird sicher nicht regelmäßig mit dem Fahrrad zur Schule fahren, wenn es keine geeigneten Regensachen hat oder wenn das Fahrrad so alt und kaputt ist, dass das Fahren keine Freude bereitet. Ohne entsprechendes Schuhwerk wird ein Kind seltener im Wald toben und bei Regenwetter nicht gerne hinausgehen wollen.

Auch für eine entsprechende Sportausstattung sollten Eltern sorgen. Gute Sportschuhe (sowohl für die Halle als auch für draußen), Sport- und Schwimmkleidung sowie ggf. weitere Ausrüstungsgegenstände sollten bereitgestellt und gepflegt werden.

Limitieren Sie Inaktivität. Fördern und fordern Sie Aktivität!
Zur Erziehung eines Kindes gehört es, Verhaltensweisen durch positive Verstärkung zu fördern, aber auch unerwünschte Verhaltensweisen einzuschränken. Dies trifft besonders auf den Medien- und Fernsehkonsum der Kinder zu. So ist es durchaus in Ordnung und völlig richtig, wenn ein 11-jähriges Kind keinen Fernseher und keinen eigenen Computer im Zimmer stehen hat. In vielen Familien hat es sich beispielsweise bewährt, einen Familiencomputer oder -fernseher zu haben, den alle gemeinsam nutzen. Hier sind sicherlich Verhandlungen mit den anderen Familienmitgliedern und Einigungen notwendig, doch – wie bereits erwähnt – sind Eltern Vorbilder und sollten sich somit auch selbst an bestimmte Regeln beim Medienkonsum halten.

Konflikte können entstehen, wenn das Kind erlebt, dass seine Freunde auf solche Medien zurückgreifen können. Auch diese lassen sich abmildern durch gemeinsame Familienaktivitäten wie Ausflüge, Spiele, Basteln, etc., was zudem die Attraktivität von Medien abschwächt.

Auf der anderen Seite beinhaltet das Fördern und Fordern von Bewegung ggf. auch deutliche Maßnahmen, wie das bewusste Hinausschicken des Kindes bei schönem Wetter nach dem Motto: »Manche muss man zu ihrem Glück zwingen«. Dabei wäre es wünschenswert, dass sich die Eltern an den Aktivitäten beteiligen – das kann beim Gummi-Twist, beim Kreide-Malen, beim Staudamm-Bauen oder auch beim Radeln sein. Allerdings sollte das Kind mit der Zeit lernen, sich selbstständig eine Betätigung zu suchen, die ihm ausreichend Bewegung verschafft.

*Bieten Sie eine möglichst große Vielfalt an Bewegungs- und
Freizeitangeboten an!*

Ein Kind wird nur dann herausfinden, welche bewegungsreichen Freizeitaktivitäten oder Sportarten ihm Freude und Spaß
bereiten, wenn es eine breite Palette an Angeboten ausprobie-
ren kann. Somit ist es Aufgabe der Eltern, hier für eine möglichst
große Vielfalt zu sorgen, ohne das Kind aber gleich damit zu
überschütten. Doch es muss nicht immer die Wanderung sein.
Variieren Sie die Angebote. Fahren Sie gemeinsam Fahrrad,
spielen Sie Federball, Crocket, Boccia, Gummi-Twist, springen
sie gemeinsam Seil, machen Sie Ausflüge, gehen Sie ins Freibad, fahren Sie zu einem See, basteln Sie, gehen Sie Eislaufen
oder Schlittenfahren, bauen Sie Schneemänner, veranstalten
Sie Schneeballschlachten, musizieren Sie, backen oder kochen
Sie gemeinsam, spielen Sie mit Ihrem Kind, gehen Sie gemeinsam mit einer befreundeten Familie kegeln etc. Eltern müssen
nicht alles machen und nicht alles können. Aber je größer die
Auswahl ist, desto eher finden Kinder Anregungen, was sie mit
ihrer Freizeit anfangen können. Und denken Sie daran, dass
die angebotenen Freizeitaktivitäten für Ihr Kind interessant
und attraktiv sein sollten!

*Beteiligen Sie Ihr Kind im Alltag und übertragen Sie ihm
Verantwortung!*

Ein Kind wird nur dann bewegungsreiche Alltagsaufgaben in
Haus und Garten übernehmen können, wenn es diese erlernt
und dann auch mit Erfolg ausübt. Diese Aufgaben – wie z. B.
Staub saugen, Bügeln, Spülmaschine ein- oder ausräumen, Ge-
schirr spülen, kochen, Tisch decken, Wäsche aufhängen, Blu-
men gießen, Treppenhaus reinigen, Schnee schaufeln, Rasen
mähen, ein Blumenbeet anlegen – müssen Sie Ihrem Kind bei-
bringen. Und das kostet Zeit und zunächst einmal Mühe. Ein
Kind wird am Anfang vieles nicht ganz richtig erledigen und
viel länger dafür brauchen. Doch langfristig wird es seine verschiedenen »Alltagsjobs« gut hinbekommen, sodass auch die
Eltern wieder mehr Zeit für sich und ihr Kind haben.

Die Kinder an den häuslichen Aufgaben zu beteiligen heißt auch, all die Pannen, die dabei passieren können, in Kauf zu nehmen.

Allmählich sollten die Kinder selbst die Verantwortung für bestimmte Alltagsaufgaben übernehmen. So sollten langfristig klare Zuständigkeiten verteilt werden, damit das häusliche und familiäre Zusammenleben funktioniert.

Nehmen Sie Anteil!
Ein bewegungsreicher Lebensstil wird von Kindern dann beibehalten, wenn er positiv verstärkt wird – z. B. durch das Lob der Eltern. Das beinhaltet, dass Eltern Anteil nehmen an dem, was ihre Kinder interessiert, was sie planen, tun und erleben. Reden Sie mit Ihren Kindern über das, was sie vorhaben und was sie erlebt haben. Loben Sie bewegungsreiche Aktivitäten.

Das heißt jedoch nicht, dass Inaktivität verboten ist und getadelt werden sollte. Anteilnahme bedeutet, sich auch für die anderen Tätigkeiten der Kinder zu interessieren (auch ein neuer Highscore im PC-Spiel ist lobenswert). Fragen Sie Ihre Kinder, zu was sie Lust haben, und gehen Sie möglichst darauf ein – auch wenn Sie nicht immer Lust auf das Gleiche haben. Eltern haben das Recht, ihre Interessen durchzusetzen und das zu tun, woran sie Spaß haben – Kinder haben aber das gleiche Recht!

Helfen Sie, Bewegungsangebote zu finden!
Unterstützen Sie Ihr Kind bei der Suche nach bewegungsreichen Freizeit- oder Sportangeboten. Kinder wissen häufig noch nicht, wie und wo sie danach suchen sollen, z. B. in Zeitungen oder auf Plakaten. Daher ist es Aufgabe der Eltern, sich über wohnortnahe Bewegungsangebote zu informieren, ihren Kindern davon zu erzählen und ggf. die Organisation zu übernehmen.

Sorgen Sie für ausreichenden Schlaf Ihrer Kinder!
Zu wenig Schlaf begünstigt die Entwicklung von Übergewicht und Adipositas, denn er führt auf Grund latenter Müdigkeit zu weniger körperlicher Aktivität am Folgetag. Das Kind vermeidet es insgesamt, sich zu bewegen, und wird eher ruhigere oder inaktive Tätigkeiten bevorzugen. Sorgen Sie daher dafür, dass Ihr Kind nicht zu spät ins Bett geht und ausreichend lange und gut schläft. Insbesondere spätes Fernsehen oder Fernsehen vor dem Einschlafen führt zu unruhigem Schlaf oder Schlafstörungen.

Wo ist professionelle Hilfe zu finden?
Erster Ansprechpartner bei der Suche nach professioneller Hilfe ist sicherlich immer der Kinder- bzw. Jugendarzt. Er kennt die örtliche Infrastruktur mit ggf. geeigneten Therapieangeboten. Mittlerweile werden in vielen Orten ambulante Patientenschulungen für Kinder mit Übergewicht oder Adipositas und ihre Familien angeboten. Sie beinhalten ein multidisziplinäres Therapieangebot aus medizinischer Wissensvermittlung, Ernährung, Bewegung, psychosozialer Betreuung, Verhaltenstraining und Elternschulung. Eine einseitige Behandlung – beispielsweise eine reine Ernährungsumstellung oder ein rein sportliches Training – scheint langfristig eher geringe Wirkung zu haben. Adressen zertifizierter Therapieanbieter im deutschsprachigen Raum sind darüber hinaus z. B. bei der »Arbeitsgemeinschaft Adipositas bei Kindern und Jugendlichen« der Deutschen Adipositas-Gesellschaft e. V. (www.a-g-a.de) oder bei der »Konsensusgruppe Adipositasschulung für Kinder und Jugendliche e. V.« (www.adipositasschulung.de) zu finden.

Letztendlich wird jedoch kein noch so gutes Therapieprogramm Erfolg bringen, wenn das betroffene Kind bei seiner Gewichtsreduktion nicht durch Eltern und Bezugspersonen nachhaltig unterstützt wird. Somit bleibt die Reduktion des Gewichts bei Kindern und Jugendlichen eine familiäre Aufgabe im Sinne einer dauerhaften Veränderung des gesamten familiären Lebensstils.

> Wenn du immer nur das tust, was du immer schon getan hast, wirst du auch immer nur das bekommen, was du immer schon bekommen hast – nicht mehr und nicht weniger. Willst du etwas anderes, so musst du etwas anderes tun!

Schützt Stillen vor Übergewicht?

Stillen hat viele gesundheitliche Vorteile für ein Baby. Gleich nach der Geburt »impft« das Kolostrum (die Neugeborenenmilch) das Neugeborene mit seinen Nährstoffen und Antikörpern vor Infektionen und hilft, sein Verdauungssystem in Gang zu bringen. Muttermilch deckt den gesamten Ernährungsbedarf eines Säuglings in den ersten 4 bis 6 Monaten. Sie enthält Eiweiße, Fette, Laktose, Vitamine, Eisen, Mineralien, Wasser und Enzyme, genau abgestimmt auf den Bedarf für optimales Wachstum und Entwicklung. Sie verhindert Durchfall- und Mangelkrankheiten und ist die beste Nahrung für allergiegefährdete Babys. Keine künstliche Säuglingsnahrung kann Muttermilch wirklich ersetzen.

Das Stillen fördert aber auch die emotionale Bindung zwischen Mutter und Kind und gibt Wärme, Nähe und Zuneigung.

Durch Stillen kann eine Mutter Einfluss auf die aktuelle und zukünftige Gesundheit ihres Babys nehmen. Es wird beispielsweise ein besseres Abwehrsystem haben und viel seltener eine kieferorthopädische Behandlung benötigen. Gestillte Babys sind im späteren Leben auch weniger anfällig für Diabetes, Herzerkrankungen, Ekzeme, Asthma und andere allergische Erkrankungen. Die amerikanische Akademie für Kinderheilkunde (AAP) empfiehlt übrigens, mindestens ein Jahr zu stillen, um die optimale Ernährung und Gesundheit des Babys zu gewährleisten.

Die frühe Ernährung des Kindes spielt also im wahrsten Sinne des Wortes eine gewichtige Rolle. Auch die Wissenschaft hat den Zusammenhang von Stillen und Übergewicht untersucht. Mehrere Studien (Harder & al., 2005; Aren & al., 2004; von Kries & al., 2000) haben nachgewiesen, dass Stillen im Vergleich zu künstlicher Säuglingsnahrung aus dem Fläschchen das Risiko, übergewichtig zu werden, verringert. Sie erklärt das dadurch, dass Babys, die gestillt werden, in der kritischen post-natalen Phase langsamer zunehmen, weil die Muttermilch kalorienärmer ist als künstliche Säuglingsnahrung. Im 1. Lebens-jahr langsamer zuzunehmen scheint einer der Faktoren zu sein, die vor Übergewicht im Kindesalter, als Teenager und als Erwachsener schützen. Längeres Stillen verringert dieses Risiko erheblich, und zwar um 4 Prozent pro gestilltem Monat. Und dies bis zum 9. Monat, in dem das Baby gestillt wird.

Wissenschaftler der Universität München untersuchten mit Hilfe der Stiftung Kindergesundheit bei über 9.000 Kindern den Zusammenhang zwischen Säuglingsernährung und Überge-wicht im Grundschulalter. Die Ergebnisse zeigen, dass die für die Dauer von 3 bis 5 Monaten gestillten Kinder im Schulalter ein um 35 Prozent geringeres Risiko für Übergewicht aufwei-sen. Der Schutzeffekt basiert wahrscheinlich auf der einzigar-tigen Zusammensetzung der Muttermilch und dem Stillprozess selbst. Z. B. enthält Muttermilch zwei bioaktive Faktoren, den Tumornekrosefaktor alpha und den epidermalen Wachstums-faktor, die beide im Reagenzglas die Entwicklung von Fettzel-len hemmen. Außerdem fördert eine eiweißreiche Ernährung in der frühen Kindheit die Entstehung von späterem Über-gewicht – und Flaschenkinder nehmen deutlich mehr Energie und Eiweiß auf als gestillte Kinder.

Doch Muttermilch hat scheinbar noch einen weiteren Schutzeffekt: Sie könnte den Stoffwechsel des Kindes mit-programmieren. Frühere Studien haben bereits nachgewiesen, dass gestillte Kinder im Vergleich zu Flaschenkindern einen niedrigeren Insulinspiegel im Blut haben (Lucas & al., 1980, 1981). Insulin ist ein Hormon und sorgt in den Fettzellen für die Aktivierung von Enzymen, die zur Umwandlung von Glu-kose in Fett notwendig sind. Wissenschaftler vermuten, dass hohe Insulinspiegel die frühe Entwicklung von Fettzellen stimulieren.

Laut neueren Untersuchungen wirkt Muttermilch auch auf die Produktion von Leptin beim Kind ein. Leptin ist ein Appetit hemmendes Hormon.

Stillen hat auch den besonderen Vorteil, dass das Kind selbst bestimmt, wie schnell, wie viel und wie lange es trinken möchte. Das Kind lernt bereits sehr früh, auf sein Sättigungsgefühl zu hören, und hat eine innere Kontrolle über die Nahrungsaufnahme. Beim Fläschchengeben bestimmen die Eltern, wann das Kind genug gegessen hat. Und besonders besorgte Eltern haben die Tendenz, die Signale ihres Kindes, dass es eigentlich satt ist, zu ignorieren. Stattdessen forcieren sie die Nahrungsaufnahme. Das Kind kann sie somit nicht mehr selbst regulieren.

Eltern von Fläschchenkindern sollten einen Kinderarzt konsultieren, wenn sie unsicher sind, wie viel Nahrung täglich ausreichend ist. Doch es gibt keinen Grund zu der Annahme, dass aus einem Baby, das mit künstlicher Säuglingsnahrung ernährt wurde, zukünftig ein übergewichtiges Kind wird.

Li, Parsons und Power (2003) fanden in ihrer Studie an Kindern von 4 bis 18 Jahren z. B. keinen schützenden Effekt vor Übergewicht durch Stillen. Auch Dr. Kramer von der McGill University, Quebec, glaubt, dass der Schutz vor Übergewicht durch Stillen eher gering ist. Schließlich sei es gerade dann zu der epidemischen Verbreitung von Übergewicht in den USA gekommen, als mehr Mütter ihre Babys stillten (sogar bis zum 6. Monat). Andererseits, so wurde ihm entgegengehalten, gäbe es ohne das Stillen vielleicht noch mehr übergewichtige Kinder.

Sicher muss man den Zusammenhang zwischen Stillen und Übergewicht noch genauer untersuchen. Doch viele Spezialisten raten Müttern, ihre Kinder so lange wie möglich zu stillen – auch weil es eine natürliche und gesunde Art der Prävention von Übergewicht ist.

Stillen mindert das Risiko des Kindes, an folgenden Krankheiten zu erkranken:

– Übergewicht
– Allergien
– Immunstörungen
– Diabetes
– Stress
– Darmleiden
– Mittelohrentzündungen
– Atemwegserkrankungen
– Herzkrankheiten

Stillenden Frauen empfiehlt das Forschungsinstitut für Kinderernährung in Dortmund eine abwechslungsreiche Mischkost und einen durchschnittlichen Mehrbedarf von 530 kcal pro Tag, um den Eigenbedarf und den des Säuglings ausreichend zu decken. Dieser Zusatzbedarf bedeutet jedoch nicht, so die Ernährungswissenschaftlerin Miriam Eisenhauer, dass man übermäßig viel essen darf, nämlich »für zwei«, wie es oftmals so schön heißt. Der Mehrbedarf könnte z. B. mit zwei belegten Broten plus etwas Rohkost oder Obst gedeckt werden.

Ziehen Sie frisches Gemüse Konserven vor. Sie können auch gerne eine Portion Obst durch ein Glas Ihres Lieblingssaftes ersetzen. Obst und Gemüse lassen sich vielfältig zubereiten und helfen auch dabei, das Risiko für verschiedene Erkrankungen zu verringern. Ebenso haben deren Inhaltsstoffe eine hautstraffende Eigenschaft, und es wird von einem generellen physischen und psychischen Wohlbefinden berichtet. Deshalb ist ausgewogene Mischkost ganz grundsätzlich zu empfehlen.

Dürfen Kinder entscheiden, wie viel sie essen möchten?

Sie sind als »small«, »medium«, »large« oder »XL« gekennzeichnet – gemeint sind nicht etwa Kleidergrößen, sondern die Essensportionen oder Menüs in Fastfood-Restaurants. Das Problem ist jedes Mal das gleiche. »XL« ist zwar wirklich eine riesige Portion, aber im Vergleich zu einer kleineren Portion günstiger. Und meistens wird man an der Kasse stets sehr nett gefragt, ob man nicht lieber ein größeres Menü bestellen möchte. Man wird sozusagen zum Mehrverzehr animiert. Davon profitiert vor allem die Fastfood-Kette. Zu Hause hingegen, besonders wenn man noch klein ist, bestimmen in der Regel Mama und Papa, wie viel serviert wird. Tendenz: Teller voll.

Bei entsprechenden Versuchen haben Kinder eigentlich gezeigt, dass sie in der Lage sind, für sich selbst zu entscheiden, welche Essensmenge die richtige für sie ist. Andererseits: Je mehr man ihnen vorsetzt, desto mehr essen sie auch. In welchem Alter Kinder auf die Größen von Portionen reagieren, ist noch nicht klar. Verdoppelt man aber z. B. bei 3- bis 5-jährigen Kindern die altersgemäße Portion Makkaroni mit Käse, so essen sie durchwegs mehr, egal, ob sie normal- oder übergewichtig sind. Normalgewichtige Kinder essen weniger, wenn sie sich selbst bedienen dürfen (Fisher & al., 2003). Bei übergewichtigen Kindern scheint dies schon schwieriger zu sein. Sehr dünne Kinder hingegen essen zu wenig, wenn sie selbst für sich entscheiden dürfen.

> Sein Kind von Anfang an zu ermutigen, sich beim Mittag- oder Abendessen selbst zu bedienen, schützt grundsätzlich davor, dass es zu viel isst.

Kinder haben die Fähigkeit, selbst einzuschätzen, wie viel sie essen können. Doch selten haben sie die Erlaubnis, diese Fähigkeit auch einzusetzen, weil ihre Eltern für sie bestimmen – und das aus Sorge um das Wohl ihres Kindes.

Wie sieht diese elterliche Kontrolle aus? Sie besteht in *Verboten* (z. B. Fastfood zu essen), *Einschränkungen* (etwa bei der Frage, wie viel das Kind essen darf) und der Ausübung von *Druck* (z. B. mit entsprechenden Mitteln das Kind dazu zu bringen, nur gesunde Lebensmittel oder generell weniger zu essen).

Aller Erfahrung nach führen Verbote aber nur zu einem größeren Verlangen nach den verbotenen Lebensmitteln oder zu deren übermäßigem heimlichen Konsum. Ferner ist es ratsam, verbotene Lebensmittel gar nicht erst zu kaufen und vor dem Kind wegzusperren. Der Alptraum eines jeden Kindes sind die unerreichbar hohen Schränke oder abgeschlossenen Schubladen, gefüllt mit Keksen und Schokolade. Wegschließen bewirkt das Gegenteil des Erwünschten: Das Kind lernt nicht, Maß zu halten, und verzehrt, sobald es darf, mehr, als ihm guttut.

Kurzfristig sind elterliche Kontrollstrategien durchaus erfolgreich und bringen den gewünschten Effekt mit sich. Studien belegen aber, dass zu viel Kontrolle kontraproduktiv ist.

Wenn Kinder zum Essen gedrängt oder gezwungen werden, lernen sie nicht, auf ihren Körper zu hören und selbst zu entscheiden, wie viel sie essen möchten und wann sie satt sind. Wird die Größe der Portionen vorgegeben, wird Essen sogar als Belohnung oder als Trost eingesetzt, verlernen Kinder, auf ihr Hunger- und Sättigungsgefühl zu achten, und erlernen stattdessen ein ungesundes Essverhalten: nämlich auch dann zu essen, wenn man keinen Hunger hat. Dies kann mit der Zeit zu Übergewicht führen.

Weiterhin werden Kinder bestimmte Lebensmittel bis ins Erwachsenenalter hinein ablehnen, wenn sie in der Kindheit gezwungen wurden, sie zu essen (Batsell & al., 2002). Darüber hinaus lässt Essen, das unter Druck stattfindet, die Esssituation selbst zu einem angstbeladenen Moment werden.

Doch auch Essensverbote können Übergewicht zur Folge haben (Faith & al., 2002).

Appelle an das Gesundheitsbewusstsein der Kinder haben kaum Wirkung, da Kindern das dafür notwendige Wissen fehlt. Vielmehr erleben sie durch die Maßregelungen Frustrationen und nehmen vielleicht sogar eine Abwehrhaltung ein. Oder sie fühlen sich schuldig und entwickeln ungesunde Ernährungsweisen wie heimliches Essen, Selbstvorwürfe nach dem Essen oder sogar Aggression gegen sich selbst.

Eltern neigen dazu, die Ernährung ihres Kindes dann am stärksten zu kontrollieren, wenn sie entweder ihrem Kind nicht zutrauen, sich selbst zu kontrollieren, oder wenn sie selbst

Schwierigkeiten in diesem Bereich haben oder wenn sie der Meinung sind, dass ihr Kind Schwierigkeiten damit hat. So werden Eltern, die selbst Gewichtsprobleme haben oder ihr eigenes Gewicht genauestens kontrollieren, auch sehr stark auf das Gewicht ihres Kindes achten.

Wie aber verhalten sich Eltern in punkto Ernährung ihres Kindes richtig? Denn einerseits sollen sie zwar ein Auge darauf haben, sie andererseits aber nicht extrem kontrollieren.

Für Eltern eines übergewichtigen Kindes ist es sicherlich unabdingbar, die Ernährung ihres Kindes zu überwachen. Sie sollten dies aber mit dem Einverständnis des Kindes und nach Absprache mit einem Kinderarzt oder Ernährungsberater tun. Auch mit dem Kind im Gespräch zu bleiben ist notwendig, etwa ihm zu erklären, warum seine Ernährung umgestellt wird.

In jedem Fall ist und bleibt es Sache der Eltern, zu bestimmen, was auf den Tisch kommt. Es ist sogar ihre Aufgabe, Kinder zu regelmäßigen Zeiten mit gesundem Essen zu versorgen. Allerdings ist es dann Sache des Kindes, zu entscheiden, ob es das angebotene Essen essen will und wie viel. Im Falle seiner Weigerung gibt es übrigens keinen Grund, zu befürchten, dass sich sogleich Mangelerscheinungen einstellen werden. Wird das Essen kaum angerührt, empfiehlt es sich, es ohne Vorwürfe, Ermahnungen oder Drohungen wieder abzuräumen. Cool und entspannt zu bleiben hilft, atmosphärische Störungen rund ums Essen gar nicht erst aufkommen zu lassen. Außerdem verdirbt es dem Kind den Spaß, seine Eltern zu provozieren und zu testen – falls dies seine Absicht war.

Die Verantwortung für die Ernährung sollten Eltern und Kind sich also teilen. Bei den Eltern setzt das vor allem voraus, dass sie Vertrauen in ihr Kind haben – und zwar von Anfang an. Babys etwa, die mitentscheiden dürfen, wann und wie lange sie gestillt werden, entwickeln sich insgesamt besser (Farrow & Blissett, 2006).

Die Essgewohnheiten seines Kindes positiv zu beeinflussen hat nichts mit Kontrolle zu tun. Machen Sie Ihrem Kind von klein auf Obst und Gemüse schmackhaft. Viel kommt dabei auf die Präsentation an. So wird es wenig Erfolg haben, einem 3-Jährigen einen Apfel in die Hand zu drücken. Kinder essen Obst am liebsten, wenn es in mundgerechten Häppchen serviert wird. Schneiden Sie den Apfel also in kleine Schnitze. Schälen Sie Orangen und Mandarinen, und legen Sie die Stücke auf einen Teller. Würfeln Sie frische Ananas. Zeigen Sie Ihrem Kind, wie man eine Kiwi mit dem Löffel isst, oder schneiden Sie die Frucht in Scheiben.

Immer wieder sind Eltern überrascht, dass ihr Kind Obst tatsächlich mag – sogar zum Frühstück. Und Kinder sind neugierig auf die verschiedenen Geschmacksrichtungen. Natürlich macht das mundgerechte Zubereiten von Obst Arbeit und nimmt Zeit in Anspruch, doch nur so können Sie Ihr Kind mit Vitaminen versorgen und Übergewicht vorbeugen. Ohne Ihre Mithilfe wird Ihr Kind Obst als »umständliches Nahrungsmittel« ansehen.

In der interessanten Studie von Dr. Susan Johnson (2000) wird deutlich, dass bereits Kleinkinder sehr viel über Essen lernen können. Das Forscherteam zeigte 3- bis 5-jährigen Kindern einen Zeichentrickfilm, in dem ein Bär sich über einen riesigen Honigtopf hermacht. Anschließend sprachen die Forscher mit den Kindern über die Bedeutung von Hunger und Sattsein sowie die Zeichen und Signale unseres Körpers, wenn wir satt sind. Sie erklärten den Kindern auch, wohin das Essen im Körper gelangt, sobald wir es verschluckt haben. In einer zweiten Phase zeigten die Forscher den Kindern Puppen, bei denen man den Magen sehen konnte. Es gab drei verschiedene Puppen, die alle etwas »gegessen« hatten. Bei der einen war der Magen ganz voll, bei der anderen halb voll und bei der letzten nur ein bisschen voll. Anschließend bekamen die Kinder eine Kleinigkeit zu essen und mussten dann die Puppe aussuchen, die so satt war wie sie selbst.

Zu Beginn der Studie konnten die Kinder – egal, ob sie normal- oder übergewichtig waren – nur sehr schwer entscheiden, wie viel sie essen konnten oder wollten. Doch nach dem Experiment beobachteten die Forscher eine Verbesserung ihrer

Fähigkeit, die Nahrungsaufnahme selbst zu regulieren – auch bei den übergewichtigen Kindern. Als die Forscher die Kinder nach einigen Wochen besuchten und ihnen etwas zu essen servierten, wurde deutlich, dass die Kinder – auch die übergewichtigen – das Spiel mit den Puppen auf sich selbst anwandten. Denn auf die Frage, ob sie noch mehr essen wollten, antworteten sie spontan: »Ich bin nicht mehr hungrig, und ich höre jetzt auf zu essen« oder »Mein Magen ist voll«.

Kinder können also schon sehr früh beurteilen, wie es sich anfühlt, satt zu sein. Man muss es ihnen aber vorher erklären. Kinder, denen man zu Hause, im Kindergarten und in der Schule die Vorteile von gesunder Ernährung nahebringt, werden sich auch immer häufiger für gesunde Lebensmittel entscheiden.

Einige Tipps für ein gesundes Essverhalten Ihres Kindes

– Verbringen Sie, wenn möglich, alle Mahlzeiten gemeinsam – am Esstisch und nicht vor dem Fernseher.
– Ermutigen Sie alle Familienmitglieder, langsam zu essen. Falls Ihre Familie sehr schnell isst, servieren Sie Salate mit fettarmen Dressings oder frische Gemüsesuppen als Vorspeisen, denn sie zügeln den Hunger.
– Reden Sie beim Essen miteinander. Dadurch konzentriert man sich weniger aufs Essen.
– Beziehen Sie Ihr Kind in die Aufstellung des Speiseplans mit ein. Schreiben Sie gemeinsam die Einkaufsliste, und versuchen Sie immer wieder, neue gesunde Nahrungsmittel darin aufzunehmen.
– Benutzen Sie Essen nicht als Mittel, um zu trösten, zu belohnen oder zu bestrafen.
– Wenn Sie ein übergewichtiges Kind haben, seien Sie positiv und ermutigend. Erinnern Sie es nicht ständig an sein Übergewicht.

Sind Diäten bei Kindern ratsam?

Lisa, 10, mit leichtem Übergewicht, sitzt im Schwimmbad am Beckenrand. Nach einiger Zeit dreht sie sich zu ihrer Tante um und sagt: »Ich habe jetzt schon zwölf dicke Mädchen gezählt.« Zu Hause will sie sich ständig wiegen und zieht an ihrem T-Shirt herum. Sie zeigt auf ihren Bauch: »Das muss alles weg. Irgendwie.«

Sorgen um das eigene Gewicht machen sich schon lange nicht mehr nur Erwachsene. Besonders Mädchen im Alter von 8 bis 11 Jahren und in der Pubertät sind sehr kritisch mit sich selbst, kritischer als Jungen in diesem Alter. 83 Prozent der Mädchen eines amerikanischen Gymnasiums erklärten, dass sie Gewicht verlieren oder es zumindest kontrollieren wollten – meistens mit Hilfe einer Diät und sogar dann, wenn sie eigentlich gar keine Gewichtsprobleme hatten. Mädchen orientieren sich bei solchen Entscheidungen oftmals am Vorbild ihrer diäterfahrenen Mütter oder werden von ihnen beeinflusst.

Frauen machen viel häufiger Diäten als Männer und neigen dazu, auch die Ernährung ihrer Töchter zu kontrollieren oder einzuschränken. Sie geben ihnen Tipps zum Abnehmen, die an ihrer eigenen Diät ausgerichtet sind. Mädchen sind für solche Ratschläge und Maßnahmen weitaus empfänglicher als Jungen, die – ebenso wie Männer generell – weniger »diätanfällig« sind.

Um Gewicht zu verlieren, greifen Jugendliche häufig zu Zigaretten, oder sie verzichten auf ihr Frühstück. Doch damit erreichen sie nicht den erwünschten Effekt, denn bei der nächsten Mahlzeit nehmen sie umso mehr Kalorien auf. Schwedische Teenager, die ihr Frühstück übersprangen, konsumierten mehr Zucker, gesalzene Snacks und Süßigkeiten, dafür weniger Gemüse, Ballaststoffe und Kalzium.

Studien haben gezeigt, dass sich bei Jugendlichen, die regelmäßig Diäten machen, das Risiko von Übergewicht verdreifacht. Diäten beeinflussen den Stoffwechsel und führen zu Fressattacken in den Zeiten zwischen der Gewichtsabnahme

(Field & al., 2003). In einer Studie wurden 692 weibliche Teenager 4 Jahre lang beobachtet. 11 Prozent dieser Teenager, die regelmäßig Diät hielten, nahmen mehr zu als die Teenager, die keine Diät hielten (Stice & al., 1999).

Bei vielen Diäten ist die Kalorienmenge zu rigide reduziert. Als Folge davon senkt der Körper seinen Energieverbrauch für Funktionen wie Atmung, Herztätigkeit und Stoffwechsel um bis zu 40 Prozent. Da der Körper also gewissermaßen auf »Sparflamme« schaltet, wird es mit der Zeit auch immer schwieriger, Gewicht zu verlieren.

Da strenge Diäten mit einer drastischen Umstellung der Ernährung einhergehen, können sie auch selten lange durchgehalten werden. Ist die Diät dann wieder beendet, reagieren die Fettzellen empfindlicher auf das den Fettabbau hemmende Hormon Insulin und füllen bei der nächsten kalorienreichen Mahlzeit ihre Speicher sofort wieder auf. So kommt es zum sogenannten »Jo-Jo-Effekt«: Nach einer Diät nimmt man besonders schnell wieder zu. Bei 80 Prozent der Personen, die eine Diät machen, ist dies der Fall.

Diäten haben also nur vermeintlich den erwarteten Erfolg. In den meisten Fällen bewirken sie das Gegenteil, sie fördern Übergewicht. So bei Martina, 12: »Ich habe versucht, eine Diät zu machen. Ich habe aber nur zwei Wochen durchgehalten, und jetzt esse ich die gleichen Sachen und so viel wie vorher. Manchmal sogar mehr.«

Gerade bei Kindern und Jugendlichen sind Diäten mehr als bedenklich. Kinder haben einen hohen Nährstoffbedarf. Bei einseitigen Diäten besteht daher die Gefahr von Mangelerscheinungen und Wachstumsstörungen. Auch werden die natürlichen Funktionen des Organismus durch eine übermäßig rasche Gewichtsabnahme zu stark beeinflusst. Außerdem fördern Diäten Essstörungen wie Binge Eating und Bulimie (Williamson & al., 1995), weil sie die Entwicklung eines natürlichen Hunger- und Sättigungsgefühls verhindern.

Spezialisten raten, Kinder und Jugendliche – etwa bei Diskussionsrunden in Schulen – sehr früh über die Risiken von Diäten aufzuklären und auch darüber, welche Ernährung besonders gut für die Gesundheit ist.

Wenn der 8-jährige Clemens in den Supermarkt geht, darf er mitentscheiden, was eingekauft wird: »Von den Honigpops gibt es zwei Sorten. Die hier haben weniger Zucker und weniger Fett.« Auf die Frage, welche er lieber kaufen würde, antwortet er: »Eigentlich die, die besser schmecken, die fetteren. Aber die sind nicht gut für mich. Also kaufe ich die gesünderen.«

Diäten sind weder für Erwachsene und schon gar nicht für Kinder und Jugendliche eine gute Möglichkeit abzunehmen. Viel wirkungsvoller ist eine Umstellung der Ernährung des Kindes wie auch der gesamten Familie.

Bevorzugen Sie daher frisches Gemüse und Obst. Achten Sie darauf, dass Ihr Kind gut frühstückt, und bereiten Sie ihm ein ausgewogenes Pausenbrot zu. Auch ein Besuch bei einem Ernährungsberater kann sinnvoll sein, denn er stellt ein umfassendes Ernährungsprogramm zusammen, das die individuellen Lebens- und Ernährungsgewohnheiten berücksichtigt. Ein Ernährungstagebuch, das mindestens eine Woche lang geführt wird, kann zudem helfen, Übergewicht fördernde Essgewohnheiten aufzuspüren.

Ermutigen Sie Ihr Kind dazu, sich viel zu bewegen. Planen Sie z. B. sportliche Aktivitäten für das Wochenende ein. Etablieren Sie über ausgewogene Ernährung und viel körperliche Bewegung einen gesunden Lebensstil in Ihrer Familie.

Adipöse Kinder sollten unter fachlicher Aufsicht behandelt werden. Adressen für stationäre Kuraufenthalte finden Sie im Anhang des Buches.

Gesund essen in der Schule

18 Prozent der Jungen und Mädchen in Westdeutschland nutzen das Angebot, ihr Mittagessen in einer Schulkantine einzunehmen, im Osten ist es über die Hälfte der Schüler. Doch obwohl man es für selbstverständlich halten sollte, dass in Schulkantinen nur ausgewogene Kost serviert wird, verkündet eine Pressemeldung nach der anderen, dass dies ganz und gar nicht der Fall ist. Auch in unseren Nachbarländern, in denen der Mittagstisch in der Schule eine weitaus verbreitetere Einrichtung ist, ist die Situation kaum anders: Gesund essen in der Schule muss immer erst von außen verordnet werden.

In Österreich etwa fordert die Kinder- und Jugendsprecherin der SPÖ, Elisabeth Grossmann: »Unsere Kinder und Jugendlichen sollen nicht zur Generation Chips werden, sondern in einem gesundheitsbewussten Umfeld aufwachsen. Wesentlich in diesem Zusammenhang ist es, vor allem aus Schulkantinen gesundheitsschädliche Produkte zu verbannen und stattdessen gesunde Lebensmittel anzubieten.«

Von den Speisekarten englischer Schulkantinen wurden ab September 2006 fetthaltige Speisen wie Burger und Würstchen gestrichen, um dem Kinderspeck den Kampf anzusagen.

»Fit at school« heißt das Ernährungsprogramm des Schweizer Kantinenbetreibers SV Schweiz, der für 20.000 Schüler das Mittagessen zubereitet. Ein neu zusammengestelltes Menü bis maximal 800 kcal liefert den Schülern die ausreichende Energiezufuhr für einen bewegungsarmen Schultag.

Gouverneur Arnold Schwarzenegger hat den kalifornischen Schulen strenge Ernährungsvorschriften auferlegt. Seit 2007 werden die Lebensmittel- und Getränkeautomaten aller Schulen statt mit süßen Limonaden und kalorienreichen Snacks mit Rohkost, Wasser, Milch und Säften befüllt. Diesem Gesundheitstrend entsprechend sollen auch die Schulküchen mehr Obst und Gemüse anbieten.

In Frankreich sind die Schulkantinen, die von 6 Millionen Kindern besucht werden, bereits seit 2001 angehalten, ein ausgewogenes Menü zu servieren. Doch da keine Verpflichtung dazu besteht, halten sich nur 30 Prozent daran. Also kommt es durchaus vor, dass es als Vorspeise etwas Frittiertes gibt, als Hauptgericht Wiener Schnitzel mit Pommes und als Nachtisch Kuchen – in einem einzigen Menü alles, was eigentlich zu vermeiden wäre.

2003 wurden in Stockholmer Schulen Süßigkeiten, Brötchen und Softdrinks verboten. Ergebnis: 6 Prozent weniger übergewichtiger Kinder in 4 Jahren.

Wie ist die Situation in Deutschland? Gesundheitsministerin Ulla Schmidt und Verbraucherschutzminister Horst Seehofer wollen im Rahmen des Fünf-Punkte-Aktionsplans gegen Adipositas Kinder und Jugendliche besser über gesunde Ernährung aufklären. Auch das Essen in den Schulkantinen soll hochwertiger werden. Zudem wäre – das haben Studien (Gidding & al., 2006) ergeben – ein Fach Ernährungskunde im Unterricht sinnvoll. Letzteres lehnt der Lehrerverband jedoch ab: »Ernährung« und »Gesundheit« würden bereits in den Fächern Sport, Biologie, Sozialkunde und Religion/Ethik thematisiert. Zudem liege die Hauptverantwortung für die Ernährung der Kinder und Jugendlichen im Elternhaus – die Schule sei hier als »Reparaturbetrieb hoffnungslos überfordert«. Der beste Ernährungsunterricht und die gesündesten Speisen in der Schulkantine nützten wenig, wenn die Kinder ohne Frühstück aus dem Haus geschickt würden und sich in der Mittagspause im Supermarkt mit Süßigkeiten eindeckten. Der Präsident des Deutschen Lehrerverbands Josef Kraus sagte in einem dpa-Interview, dass die Politik statt auf Ernährungskunde lieber auf mehr Sportstunden setzen solle. Dies habe wenigstens einen »echten Effekt«.

Von einem größeren Gesundheitsbewusstsein bei Kindern und Jugendlichen und einer gesünderen Kost aus der Schulkantine würden allerdings auch die Lehrer profitieren: Denn als eine Schule für verhaltensgestörte Jugendliche in den USA das Essen in der Schulkantine drastisch umstellte – es gab kein Fastfood mehr, sondern nur noch fettarmes Fleisch, Gemüse,

Obst, Wasser, Milch –, wirkte sich dies positiv auf das Verhalten der Schüler aus. Sie wurden insgesamt ruhiger und aufmerksamer.

Es stimmt natürlich, dass Aufklärung über gesunde Ernährung in der Schule allein nicht genügt. Ebenso ist es erforderlich, dass zu Hause gesund gekocht wird und dass die Schulkantinen ein ausgewogenes Essen anbieten, dass also Gesundheitsbewusstsein auch in den Küchen umgesetzt wird.

Doch wie wäre es – statt mit Ernährungskunde – mit Kochunterricht in der Schule? Für Leon, 17, wäre das sicher von Vorteil gewesen. Seit er vor wenigen Monaten sein Elternhaus verlassen hat, hat er 10 kg zugenommen. »Ich habe ja nie zu Hause gekocht. Und jetzt, wo ich allein wohne und abends von der Lehre komme, gibt es eben Pizza, Hamburger oder so was. Mittags auch.« Gerade junge Männer sind mit ihren Kochkünsten schnell am Ende. Und bis die weibliche Rettung naht, sind die ersten Pfunde beim Mann schon drauf.

In Dänemark gehört Kochunterricht bereits zur Schulausbildung. 3 Stunden pro Woche verbringen die 12- bis 15-Jährigen in Kochateliers, aber auch schon die 5-Jährigen besuchen diese Ateliers, wenn sie auch, um die Arbeitsplatten zu erreichen, auf Stufenpodeste klettern müssen. Auf die Ernährung der Schüler achten auch die dänischen Schulkantinen. Die Schüler stellen sich aus dem Angebot gesunder Lebensmittel ihr Essen selbst zusammen. Es gibt keine Kuchen, keine zuckerhaltigen Getränke, stattdessen Obst, Gemüse und Sandwiches mit gesunden Belägen. Sogar Hotdogs werden in manchen Schulen zwei Mal im Monat angeboten, allerdings mit fettarmen Würstchen, die extra für die Schulkantine hergestellt werden. Bei der Essensausgabe wird darauf geachtet, dass jedes Kind eine seinem Alter gemäße Portion erhält. Dadurch sparen die Kinder Geld, denn sie kaufen nicht mehr, als sie essen können, und es gibt weniger Essensreste zu entsorgen.

Umfragen in der Schweiz und in Frankreich haben gezeigt, dass die Mehrheit der Schüler positiv auf die Ernährungsumstellung in der Schulkantine reagiert und eine zucker- und fettarme Küche befürwortet. An der Münchner Ludwig-Thoma-Realschule gibt es bereits ein gesundes Pausenbrot zu kaufen, etwa Vollkornbrot mit Putenfleisch und Gurke oder Tomate, frische Milch und Mineralwasser, das appetitlich präsentiert wird, damit die Schüler zugreifen.

Wenn gesundes Essen in der Schule zu einer Selbstverständlichkeit werden soll, müssen auch die Schüler durch entsprechende Information und Mitspracherecht mit ins Boot geholt werden. An manchen Schulen in Bayern gibt es bereits Schülercafés, in denen Schüler ihre Mitschüler mit gesundem Essen und Trinken versorgen. Solche Projekte fördert der Freistaat Bayern mit bis zu 4.500 Euro.

Was wird noch getan, um das Gesundheitsbewusstsein bei Kindern und Jugendlichen zu erhöhen? An vielen Schulen, aber auch in Kindertagesstätten gibt es Aufklärungskampagnen zum Thema »Gesundheit«, darüber hinaus wird mehr Wert auf Ernährungserziehung, entsprechende Schulung der Lehrkräfte und Betreuer, Information der Eltern, gesundes Frühstück und Pausenbrot gelegt. All diese Maßnahmen sind ein großer Schritt in die richtige Richtung. Da Ernährungsgewohnheiten in der frühen Kindheit geprägt werden, muss die Primärprävention gegen Übergewicht so früh wie möglich beginnen.

In manchen Bundesländern gibt es mehr oder weniger ausgeprägte Konzepte und Fördermaßnahmen für sogenannte »Gesunde Schulen«. Ziel der Gesunden Schule ist es, die beispiel- und vorbildhafte Praxis der Gesundheitsförderung in der Schule weiterzuentwickeln und für ihre Weitergabe und Verbreitung zu sorgen. So vergibt beispielsweise das Kultusministerium in Hessen das »Zertifikat Gesunde Schule«, das aus verschiedenen Teilzertifikaten (Ernährung, Bewegung, Sucht- und Gewaltprävention, Umwelterziehung und Verkehrserziehung) besteht. Die zentrale Frage lautet hierbei: »Wie können Kinder und Jugendliche (wieder) lernen und erfahren, entsprechend ihren Bedürfnissen zu essen und zu trinken?«

Um das Gesundheitsbewusstsein von Kindern und Jugendlichen zu erhöhen, müssen ihnen einerseits Inhalte aus der Ernährungs- und Verbraucherbildung (natur-, kultur-, haushalts- und wirtschaftswissenschaftliche Inhalte) nähergebracht werden, andererseits müssen Erfahrung und Umgang mit Lebensmitteln ermöglicht werden, die gut schmecken und der Gesundheit förderlich sind. Dabei muss sich die Schule zu einem Lebens-, Lern- und Arbeitsplatz mit Fokus auf eine gesunde Ernährungsweise verändern.

Das Internat für übergewichtige Kinder

Um Übergewicht bei Kindern medizinisch zu behandeln, wird meist ein stationärer Aufenthalt von 4 bis 10 Wochen in einer Fachklinik empfohlen. Das bedeutet für die betroffenen Kinder aber auch Trennung von ihren Familien, und das fällt vielen schwer.

Eine andere Art der Behandlung von Übergewicht, ohne dass die Kinder in eine Klinik geschickt und zu lange von ihren Familien und ihrer Umgebung getrennt werden, gibt es in Südfrankreich. Der Direktor eines Gymnasiums hatte die Idee, seine Schule zu einem Internat für übergewichtige Kinder auszubauen. Dieses Internat ist die erste Schule, die diesen Kindern einen ihrem Gesundheitsproblem angepassten Unterricht anbietet.

An diesem einzigartigen Projekt, das vor Kurzem in der Haute-Garonne gestartet wurde, nehmen 28 Kinder und Jugendliche aus der Region teil. Der Direktor des Internats betrachtet Schule schon lange nicht mehr als Stätte der Vermittlung klassischer Schulbildung, sondern als einen Ort, an dem Kinder über Risiken wie Tabak, Alkohol, Drogen und eben auch Übergewicht aufgeklärt werden. Für die übergewichtigen Kinder wurde ein spezielles Programm zusammengestellt, das neben dem normalen Schulunterricht eine Stunde Sport pro Tag, Gruppentherapie mit einer Psychologin und Ernährungsunterricht beinhaltet. Am Wochenende dürfen die Kinder nach Hause zu ihren Eltern fahren. Auch sie wurden über Adipositas aufgeklärt und erklärten sich bereit, an der Therapie ihrer Kinder aktiv mitzuwirken, indem sie die gesunde und ausgewogene Ernährung, wie sie in der Schule angeboten wird, zu Hause fortführen.

Die Lehrer des Internats wurden durch psychologische Schulungen auf die Übergewichtsproblematik und einen entsprechenden Umgang mit ihren Schülern vorbereitet. Ohne Drill und übertriebene Autorität, sondern mit Lob für sichtbare Fortschritte animieren sie die übergewichtigen Kinder dazu, sich zu bewegen und das verlorene Vertrauen in sich selbst und ihren Körper wiederzufinden.

Auch die 480 normalgewichtigen Mitschüler wurden zu Beginn des Projekts im Unterricht und in Veranstaltungen gezielt über Adipositas informiert. Das half auch, die Hänseleien zu verhindern, die oft aus Unwissen über die Beeinträchtigung anderer entstehen.

Ein weiterer Vorzug dieses Projekts ist, dass der Aufenthalt im Internat zwei Jahre dauert. Die Kinder werden also nicht wie bei einem Klinikaufenthalt nach spätestens drei Monaten entlassen, sondern über einen vergleichsweise langen Zeitraum betreut. Die Betroffenen und ihre Eltern haben so viel länger Gelegenheit, sich an die neue Situation, etwa die Ernährungsumstellung oder die vermehrte körperliche Aktivität, zu gewöhnen und zu einem festen Bestandteil ihres Alltags werden zu lassen. Durch dieses Umlernen aller Beteiligten werden nicht zuletzt der Jo-Jo-Effekt gemindert und das Risiko eines Rückfalls in die Krankheit vermieden. Beides entsteht sehr leicht nach den vergleichsweise kurzen Klinikaufenthalten: Manche Kinder verfallen sehr schnell wieder in ihre alten Essgewohnheiten und nehmen die verlorenen Pfunde wieder zu – denn jetzt befinden sie sich wieder in einer »Adipositas-freundlichen« Umgebung.

Für einige der übergewichtigen Schüler des Internats ist dieses Projekt sogar die letzte Rettung, denn die Ärzte haben ihnen bereits in Aussicht gestellt, dass sie an den Folgeerkrankungen ihrer Fettsucht sterben werden, wenn keine ernsthaften Gegenmaßnahmen ergriffen werden.

Einmal pro Woche sprechen die Kinder – oft zu zweit oder zu dritt – mit der Schulpsychologin über ihre persönlichen Probleme, die entweder zu ihrem Übergewicht geführt haben oder die daraus entstanden sind. Beim Nachspielen schmerzhafter Momente drücken die Kinder und Jugendlichen ihre Gefühle und Ängste aus. Nicht selten fließen dabei Tränen oder verfallen sie in Schweigen. Die seelischen Wunden sitzen tief.

Eine ausgewogene Ernährung für alle Schüler ist das Herzstück des Programms. Der Speiseplan wurde radikal umgestellt. Ein Ernährungsberater steht der Schulküche bei der Zubereitung der Mahlzeiten mit Rat und Tat zur Seite, und statt Nudeln, Pommes oder Hamburger gibt es nun vorwiegend Gemüse und einmal in der Woche Fisch.

Es wird stark drauf geachtet, dass die übergewichtigen Kinder sich nicht mehrmals beim Essen bedienen. Ihre Fotos hängen in der Küche – Schummeln geht also nicht. Und dennoch versucht es der eine oder die andere. Der Ernährungsberater sieht nach, welches Essen sich die übergewichtigen Schüler ausgesucht haben, und gibt immer wieder Ernährungstipps. Nach einigen Monaten kennen die Schüler das Einmaleins der gesunden Ernährung.

Einmal pro Woche werden die übergewichtigen Schüler nach Schulschluss in kleinen Gruppen weiter unterrichtet. In diesen Stunden erhalten sie Informationen über Adipositas und gesunde Ernährung und sprechen auch über Themen wie das Schönheitsideal in unserer Gesellschaft.

Außerdem werden die Kinder einmal die Woche gewogen. Das ist häufig ein schwieriger Moment für sie. Adeline, 16, traut sich nicht, auf die Waage zu schauen. Sie hat Angst, enttäuscht zu sein, weil sie wieder zugenommen hat. Doch der Arzt ist zufrieden. Sie hat ihr Gewicht gehalten. Adeline ist sichtlich erleichtert. Bis zu den großen Ferien will sie 4 ½ kg verloren haben.

Adipositasbehandlung in der stationären Rehabilitation

Aus dem Tagebuch einer Mutter:

Da sind wir nun. Die Adipositas ist immer noch da, das Gewicht nimmt zu, und der Kinderarzt verweist darauf, dass die Gelenkprobleme eben dadurch bedingt seien.

Nein, Stefan (Name geändert) *hat kein Asthma. O.k., er ist kurzatmig. Aber er ist ja auch untrainiert. Beim Schulsport hat er es letztlich erfolgreich geschafft, sich immer wieder zu entziehen. Ja, ich habe ihm auch Entschuldigungen geschrieben. War, glaube ich, nicht gut. Ich rede noch mal mit ihm.*

So oder ähnlich erleben es Tausende von Kindern, Jugendlichen und ihren Eltern. Ambulante Betreuungen wie beim Kinderarzt oder bei einer Ernährungsberatung bringen keinen Durchbruch. Sportliche Betätigung wird nicht als Freude erlebt. Hänseleien sind an der Tagesordnung, und die Lebensqualität sinkt. Letztlich auch die Lebenserwartung. Organische Erkrankungen drohen. Nur: Das Wissen darum bringt eben keine Verhaltensänderung.

Doch wir haben hier in der Bundesrepublik eine Struktur, die wie ein Katalysator wirken kann: die Rehabilitationsbehandlung für übergewichtige Kinder und Jugendliche. Viele Betroffene erleben hier erstmalig, wie es ist, Erfolg zu haben, mit ihren Problemen nicht alleine zu sein und Werkzeug an die Hand zu bekommen, mit dem langfristig eine Gewichtsreduktion möglich ist. Was die Kinder und Jugendlichen dabei im Einzelnen erwartet, wird im Folgenden dargestellt am Beispiel der Behandlung in der Rehabilitationskinderklinik der Fachkliniken Wangen im Allgäu.

Zunächst füllt der Arzt den Rehabilitationsantrag aus, den es bei der Krankenkasse gibt und aus dem hervorgehen sollte, was ambulant schon alles versucht wurde, welche Gefährdung besteht und welche Aussicht auf Besserung.

Ist der Antrag bewilligt und der Aufenthalt geplant, erfolgt die Aufnahme, meist nach Dringlichkeit gestaffelt, auf einer psychosomatischen Station. Jede dieser Stationen – in der Klinik »Gruppen« genannt – wird von einem Psychotherapeuten geleitet, und der Jugendliche lebt, betreut von Pädagogen, mit ca. 12 Mitpatienten in einer familienähnlichen Situation.

Darüber hinaus gibt es Funktionsgruppen wie Sport (Bewegungstherapie), Schule, Ernährungsberatung und Schulungen, die im Rahmen von Teambesprechungen miteinander koordiniert werden. Bei diesen Teambesprechungen entsteht ein Kommunikationsnetz, das jeden Mitarbeiter in die Lage versetzt, das gleiche Verständnis einem Patienten gegenüber zu entwickeln und ihn so auf seinem Weg zu begleiten.

Dieser Weg sieht vor, in diversen Alltagssituationen Verhalten zu trainieren. Neue Verhaltensweisen können erprobt und – wenn erfolgreich – am Ende »mit nach Hause« genommen werden und so langfristig wirken. Eine solche Behandlung basiert auf der Erkenntnis, dass eine Verhaltensänderung nicht durch Schulung und Wissensvermittlung alleine erreichbar ist. Verhaltensänderung muss trainiert werden.

Stefan sind diese Hintergründe nicht bewusst. Er geht zwar auf seinen 14. Geburtstag zu, aber er ist ein Kind seiner Zeit. Es interessiert ihn nicht wirklich, was in einem halben Jahrzehnt mit ihm sein wird. Dahingegen ist es für ihn von größtem Interesse, wie lange er heute an seinem Computer sitzen darf. Es gilt, wieder einen Level bei seinem Autorennen freizuschalten. Ja, hier ist Stefan sehr sportlich – und auch ausdauernd. Es ist richtig, dass er in den letzten Jahren mehr und mehr Zeit vor dem Computer zugebracht hat – dafür haben es seine Eltern erfolgreich verhindern können, dass er einen eigenen Fernseher in seinem Zimmer hat. Aber der Computer allein ist sicher nicht verantwortlich für sein Übergewicht.

Nach gut zwei Monaten ist es für Stefan so weit: Die Klinik hat den Aufnahmetag mitgeteilt, und es kommen bei Eltern und Kind leichte Zweifel auf. Stefan für vier Wochen allein in einer Klinik? Ihn tatsächlich dort lassen? Eine Herausforderung für beide Seiten. Die Vernunft kämpft gegen das Herz.

Letztlich siegt die Vernunft, aber es ist lange ein Kopf-an-Kopf-Rennen.

Zwei Tage vor der Aufnahme: Stefan sitzt heulend in der Küche. Er lässt sich überzeugen, aber den Eltern geht es schlecht dabei. Wem geht es schon gut, wenn es dem eigenen Kind schlecht geht? Aber wenn sie das jetzt nicht durchziehen, wird es ihm auch weiterhin schlecht gehen … Außerdem braucht Stefan Unterstützung. Alleine würde er diese Entscheidung und Verantwortung nicht durchhalten. Andere Kinder können das vielleicht, am ehesten Mädchen. Mädchen sind in diesem Alter doch verständiger.

Die Mutter spricht mit einer Freundin, um sich Rückendeckung zu holen. Die Freundin macht ihr Mut. Auch für sie war es nicht leicht gewesen. Lange Zeit hatte sie gezögert, die Familie anzusprechen, ihr zu sagen, dass Stefan ihrer Meinung nach ein auffälliges Essverhalten habe, dass er nicht nur wählerisch sei, sondern den Tag über unstrukturiert und eben zu viel esse. Warum sie das nicht schon früher gesagt habe? Sie habe es als gefährlich angesehen, antwortet sie, sie habe Sorge gehabt, die Familie zu verletzen, einen Konflikt entstehen zu lassen.

Ja, sie hatte Recht damit gehabt. Stefans Gewicht und sein Essverhalten waren immer ein Reizthema gewesen. Doch dann hatte die Familie entschieden: Es reicht jetzt. Es muss anders werden.

Weiter aus dem Tagebuch der Mutter:

Knapp drei Wochen später. Wir sitzen im Auto auf dem Weg zur Klinik. Drei Stunden Fahrt. Mein Mann hat sich – auf Empfehlung der Klinik – frei genommen. Ich beginne zu ahnen, warum. Aber ich rede mit meinen beiden Männern nicht darüber. Zu groß ist meine Sorge, dass sie mich lieb, aber völlig verständnislos anschauen und dass ich ihnen nicht erklären kann, was ich meine. Am Ende ernte ich immer ein verständnisvolles Kopfnicken, und mein Mann fühlt sich darin bestätigt, dass es Dinge gibt, bei denen er mich einfach nicht versteht.

Wir sind da. Ich wundere mich, wie wenig Stefan sich sträubt. Er ist groß geworden. Kurze Zeit später sitzen wir beim Aufnahmegespräch einer Therapeutin gegenüber. Es geht um die Vorgeschichte. Erkrankungen, aber auch Stefans körperliche und seelische Entwicklung, seine Schullaufbahn, die familiäre Situation. Beim Thema Esssituationen in der Familie entwickelt sich ein Gespräch über die Beziehungen innerhalb der Familie. Ich halte zuerst die Luft an. Doch dann erkenne ich eine Chance und sage recht unbefangen, was ich auf dem Herzen habe. Was soll's? Es kann ja nur besser werden.

Erst jetzt wird mir bewusst, dass ich diese Themen zu Hause immer alleine angegangen bin. Plötzlich spüre ich, wie eine Wut in mir aufsteigt auf Stefan und meinen Mann mit ihrer demonstrativen Gleichgültigkeit, wo ich es doch nur gut meinte. Ehe ich mir darüber im Klaren bin, ob ich diesen Rahmen dazu nutzen soll, endlich mal was zu klären, gibt die Therapeutin diesen Ball an meinen Mann weiter. Er solle sich mal in mich als Mutter hineinversetzen. Unglaublich! Eine Situation, die zu Hause garantiert eskaliert wäre. Mein Mann hätte gekränkt einen Gegenangriff gestartet, und wir wären keinen Schritt weitergekommen.

Für Stefan hat die Therapeutin eine andere Rolle vorgesehen: Chef werden über sein Übergewicht soll er. Stefan antwortet mit dem für ihn typischen entschiedenen Vielleicht und wird daraufhin von der Therapeutin sogleich festgenagelt: Sie habe kein persönliches Interesse daran, ob er in der Klinik sei oder nicht.

Die Therapeutin fordert Stefan im Gespräch, ohne ihn zu kränken. Und es funktioniert. Ich bin grenzenlos erleichtert und gleichzeitig auch erschrocken: Stefan berichtet, wie es ihm in den letzten Jahren ergangen ist. Ich wusste nicht, wie schlecht es ihm wirklich ging: dass er heimlich aß, in der Schule sogar von Lehrern gemobbt wurde. Dass seine plötzlichen körperlichen Beschwerden in Zusammenhang mit dem Schwimmunterricht standen, hatte ich schon häufig vermutet, aber dass seine Angst und Scham so groß waren, rührt mich.

Dieses Gespräch ist für mich ein Wechselbad der Gefühle. Es ist alles andere als eine reine Auflistung trockener medizinischer Fakten.

Stefan wirkt allmählich überfordert und scheint sich auszuklinken. Sein Gewicht ist für ihn eigentlich kein Thema. Am Ende aber doch. Was ist hier anders als zu Hause? Warum haben wir nicht vorher schon mal so über alles gesprochen? Ich beginne zu verstehen, dass

einige Dinge daheim am Küchentisch eben doch nicht so besprochen
werden können wie im neutralen Rahmen einer Klinik und begleitet
von einer offensichtlich erfahrenen Therapeutin.

Nach einer Reihe von Absprachen über eine Wochenendschulung
für Eltern, über Telefon- und Besuchszeiten fahren wir voller Eindrü-
cke wieder zurück. Ohne Stefan. Eine besondere Situation.

Nach einem medizinischen Check-up erwartet Stefan ein aus-
gefülltes Programm: morgens Frühsport, danach Frühstück. Er
besucht 24 Stunden pro Woche die Schule, erhält Unterricht
nach dem Lehrplan seiner Heimatschule und kann dort auch
Klassenarbeiten schreiben. Die Heinrich-Brügger-Schule als
größte krankenhausangebundene Schule macht es möglich.
Dadurch verpasst Stefan nichts und wird sogar besser gefördert
als zu Hause.

Parallel dazu bekommt er Schulungen. Dabei worden Wissen
über Ernähung, Sport und Bewegung sowie medizinischer
Background vermittelt. Die anderen Patienten in seiner Gruppe
sind in etwa so alt wie er. Nicht alle haben Gewichtsprobleme.
Einige haben Schwierigkeiten mit der Schule oder dem Elternhaus, andere können nicht schlafen und haben häufig körperliche Beschwerden.

Bei den Mahlzeiten soll er sich selbst bedienen, seine Ernährung einteilen. In den Schulungen hat er ein leicht zu behal-
tendes System beigebracht bekommen, mit dessen Hilfe er weiß,
wovon er am Tag wie viel essen darf, ohne dass er Kalorien
zählen muss. Er hat das Bild einer Pyramide vor Augen, die die
verschiedenen Lebensmittel in der Menge zeigt, in der sie täglich verzehrt werden sollten. Oben an der Spitze sind Süßigkeiten und Fette, unten Getränke, dazwischen Gemüse und Brot.
Es ist eigentlich ganz einfach, sein Essen nach dem Pyramiden-
modell zusammenzustellen, erfordert aber ein wenig Disziplin.
Doch Stefan kann ja mehrmals am Tag üben. Anfangs macht er
sich noch eine Strichliste. Die Betreuer helfen ihm dabei.

Gruppengespräche mit seinen Betreuern und der Therapeutin helfen, Absprachen zu treffen, Probleme zu lösen, aber auch

bestimmte Themen wie Gesprächsstrategien aufzugreifen oder Fragen z. B. zum Verständnis psychosomatischer Beschwerden zu klären. Entspannungstraining und Freizeitangebote runden das Angebot ab. Es gibt eine ganze Menge Regeln, aber an die gewöhnt man sich mit der Zeit.

Am Wochenende kommen die Eltern zu einer Schulung zum Thema Adipositas, damit sie Schritt halten können mit der Entwicklung ihrer Kinder in der Klinik.

Wieder zum Tagebuch:

Drei Tage später. Es ist Freitag. Stefan ruft zu Hause an. Heult, er wolle sofort abgeholt werden, es habe Stress gegeben. Keiner verstehe ihn, er habe sich alles ganz anders vorgestellt, es helfe ihm sowieso nicht, und außerdem sei das Essen beschissen.

Da wären wir wieder. Ich möchte, dass er die Reha durchzieht, zumal sich erste Erfolge abzeichnen, mein Sohn jedoch will abgeholt werden, und mein Mann bietet ihm nicht die Stirn: » Wenn der Junge nicht will …« Hallo? Wenn wir hier abbrechen, bleibt alles beim Alten oder wird schlimmer. Kann mein Sohn dafür alleine die Verantwortung tragen? Nein. Aber Stefans Vater kann oder will sich nicht der Situation stellen. Dabei hat Stefan sein Übergewicht von ihm geerbt.

Ich kann nicht schlafen in der Nacht. Am nächsten Morgen rufe ich beim Betreuer von Stefans Gruppe an, erfahre, dass Stefan das Schwimmen verweigert habe unter allen nur denkbaren Vorwänden. Ein paar dumme Sprüche zweier Mädchen zu seiner Figur und seinem zugegebenermaßen nicht sehr differenzierten Sozialverhalten hatten das Fass zum Überlaufen gebracht, Stefans Frustrationstoleranz überschritten und waren flugs in Abbruchgedanken übergegangen. Flucht statt Lösung. Das sah Stefan ähnlich.

Gerade will ich mich mit meinem Mann anlegen wegen seines passiven Verhaltens (»… wo es dem Jungen doch so schlecht geht …«), weshalb ich nun zwischen allen Stühlen sitze und das mich wie eine Rabenmutter dastehen lässt, als das Telefon klingelt: der ersehnte Rückruf von der Therapeutin der Gruppe. Zufällig nimmt mein Mann ab. Ein inneres Laubhüttenfest: vielleicht ja eine Chance.

Gut fünf Minuten später kommt mein Mann in die Küche. Natür-

lich habe ich jedes Wort mitgehört, bin aber gespannt auf seine Stellungnahme. Und ich weiß natürlich nicht, was die Therapeutin zu ihm gesagt hat. Statt einer Stellungnahme kommt eine Frage: Was ich mir jetzt wünsche? Ich bin verunsichert. Will er jetzt wieder die Verantwortung und die Lösung für dieses Problem auf mich abschieben? Ich gebe die Frage zurück: Was er jetzt vorschlage? Er zitiert die Therapeutin. Sie als Eltern sollten eine gemeinsame klare Haltung entwickeln, die Schulung am Samstag abwarten und Stefan vorher keine Versprechungen machen. Auf jeden Fall aber bis zum Wochenende eine klare gemeinsame Entscheidung treffen und Stefan diese mitteilen, da er sonst die Reha nicht gut durchstehe.

Das Wochenende. Wieder auf dem Weg nach Wangen. Wir sehen langsam klarer. Wenn wir Stefan jetzt mitnehmen, lernt er, dass er ein Problem nicht lösen muss. Was macht er, wenn er zu Hause oder in der Schule Stress bekommt? Auch weglaufen? Wir haben das schon erlebt. Hier hatte die Therapeutin Recht. Es würde ihm nicht guttun. In diesem Fall ging es gar nicht um seine Adipositas. Oder doch?

Die Schulung brachte den durchschlagenden Erfolg. Wir sahen uns bestätigt, und mein Mann fuhr selten motiviert nach Hause. Die alten Unterlagen unserer (mittlerweile sicher verzweifelten) Ernährungsberaterin wurden wieder hervorgekramt, und wir sichteten unsere Vorräte samt dem Inhalt unseres Kühlschranks. Wir mussten uns eingestehen, dass Stefan bei uns keine Chance hatte. Wenn er zurückkommt, muss sich auch hier etwas geändert haben.

Was mein Mann für sich selbst nicht schaffte, das schaffte er jetzt für seinen Sohn. Wer hätte das gedacht? Einen Coach sollten wir uns suchen, eine Nachbetreuung aufbauen. Wir nahmen Kontakt mit unserem alten Hausarzt auf, fragten ihn, ob wir nach Stefans Reha alle mal vorbeikommen könnten, um einen Plan für regelmäßige Kontrollen abzusprechen.

Stefan holte sich anderswo Hilfe, er hatte sich für seinen Patenonkel entschieden. Schon aus der Reha schrieb er ihm einen Brief. Ob er ihn unterstützen könne.

Stefan ist jetzt seit 4 Wochen in Wangen, hat sich zu einer Verlängerung durchgerungen und bereits 8 kg abgenommen. Aber es ist mehr passiert: Stefan ist irgendwie erwachsener geworden. Dies haben auch die Betreuer seiner Gruppe so gesehen. »Nachgereift« hat die Therapeutin es genannt. Dieser Ausdruck beschreibt Stefans Veränderung ganz gut. Er ist ein eigenständiger Jugendlicher geworden, eben erwachsener.

Ich blicke zu meinem Mann, der es sich mit einer Zeitschrift auf dem Sofa bequem gemacht hat. Ob es so eine Reha auch für ihn gibt? Schade, dass er nicht nach Wangen kann – es würde sicher auch ihm guttun. Doch Stefans Reha hat Auswirkungen auf die Familie und unseren Alltag.

Nächste Woche wird Stefan entlassen. Er hat mit seinem Vater abgesprochen, dass sie drei Mal in der Woche Sport miteinander machen. Darüber hinaus will Stefan ihm erklären, wie das geht mit der »gesunden Ernährung ohne Diät«. Er nähert sich der 75-kg-Grenze. Wir hatten vor längerer Zeit vereinbart, dass er dann einen Segelschein machen darf. Das scheint jetzt wohl zu klappen. Warum auch nicht? Weniger rumhängen im Zimmer, mehr Bewegung.

Der Tag ist gekommen. Stefan wird nach Hause entlassen. Mein Mann fährt entgegen seiner Gewohnheit aus eigenem Antrieb mit. Es ist ihm wichtig geworden, und er ist auch ein bisschen stolz auf Stefan. Tut beiden gut. Mir auch.

Auf der Rückfahrt streikt unser Auto, wir müssen den Zug nehmen. Kein Problem, Wangen hat einen Bahnhof. Wir gehen zu Fuß dorthin, was es vorher nie gegeben hätte – früher hätten wir sicher in ein Taxi investiert. Umsteigen in Ulm. Wir müssen das Gleis wechseln. Vier Minuten Zeit. Wir gehen durch die Halle und bleiben plötzlich wie angewurzelt stehen. Da ist sie, die erste Alltagssituation, in der uns bewusst wird, dass sich was geändert hat. Eine Treppe. Daneben die Rolltreppe ... Wir nehmen die Treppe!

Stefan steht für viele, sein Fall ist repräsentativ. Die anamnestischen Daten wie die der körperlichen und geistigen Entwicklung entsprechen der Norm. Stefan hat keine Entwicklungsstörungen, hat als Kind nicht übermäßig lange eingenässt – abgesehen von einer recht kurzen Episode bei einem Klassenwechsel. Er lebt in, wie es so schön heißt, »geordneten Verhältnissen«, was besagt, dass seine Eltern sich nicht getrennt haben und dass er nicht unter den in einer Trennungs- oder Patchworkfamilie so häufigen Kommunikationsstörungen leidet. Doch auch in »geordneten« Familienverhältnissen gibt es Störungen der Kommunikation und des Zusammenlebens, die es so schwierig machen, eine Verhaltensänderung durchzusetzen. Da ist es eben nicht getan mit dem Vorsatz: »Ab morgen lebe ich gesünder.« Erst wenn wir anfangen, uns zu verändern, erfahren wir, wie sich das anfühlt. Dieses »Anfühlen« ist wichtig, denn Adipositasbehandlung ist auch emotionales Training. Dass Widerstände dabei auftreten, ist völlig normal.

Stefan ist ein Einzelkind, er steht innerhalb der Familie im Mittelpunkt. Seine kognitiven Fähigkeiten sind recht gut entwickelt. Er besucht die Realschule, bleibt mit seinen Noten aber unter seinen Möglichkeiten. Der Vater ist leitender Angestellter in einem Betrieb, die Mutter gelernte Kinderkrankenschwester, die ihren Job aber wegen Rückenproblemen und der anstehenden Geburt Stefans aufgegeben hat und sich nun ausschließlich der Familie widmet.

Stefan hat Glück, dass er nicht zu einer sogenannten »Risikogruppe« gehört: zu jenen Menschen, die ein deutlich erhöhtes Risiko haben, eine Adipositas zu entwickeln, und eine erheblich schlechtere Prognose. Was wäre, wenn beide Eltern adipös wären und Stefan eine Lernbehinderung hätte. Allein das hätte seine Fähigkeit, Eigenverantwortung zu übernehmen, deutlich eingeschränkt. Grundsätzlich gilt: Je jünger die Kinder sind (hier zählt nicht alleine das biologische Alter), desto mehr Verantwortung tragen die Eltern. Stefan hat emotional durchaus starke und differenzierte Eltern.

Doch wie leicht entstehen Reibungspunkte rund um das Thema Essen. Und ehe man sich versieht, gestaltet sich ein Großteil der Beziehung innerhalb einer Familie über dieses Thema. Die Kinder sitzen dabei am längeren Hebel. Denn es ist immer noch Stefan, der letztlich entscheidet, wann er was isst. Das mag bei einem 6-Jährigen anders sein, aber auch hier nützt Druck nichts.

Es gibt noch weitere Punkte, bei denen Stefan Glück hat. Seine Eltern ziehen beide mit. Was, wenn sich ein Elternteil ausklinkt? Vielleicht sogar abwertend über eine Behandlungsmaßnahme spricht? Dies schafft einen Konflikt, dem Kinder nicht entrinnen können. Sie müssen sich dann überlegen: »Falle ich meiner Mutter/meinem Vater in den Rücken, wenn ich dennoch an dieser Maßnahme teilnehme?« Kinder leben in einer naturgegebenen Abhängigkeit. Etwas gegen den Willen eines Elternteils zu tun, ist physiologisch ab der Pubertät denkbar. Doch Jugendliche verfügen noch nicht über das notwendige emotionale Durchhaltevermögen und die Fähigkeit, ihr Verhalten an langfristigen Zielen auszurichten.

Auch gehört Stefan keiner »Randgruppe« an. Migrationsfamilien sind hier zu nennen. Schulungen, die Wissen vermitteln, müssen auch verstanden werden, und das ist bei Migrationsfamilien nicht immer selbstverständlich. Hinzu kommt, dass es je nach Kultur auch Unterschiede in den Aufgabenverteilungen innerhalb der Familie und des Weltbildes gibt. Familienbeziehungen, wie wir sie definieren, sind in weiten Teilen der Welt undenkbar, und sie nach unserem Muster zu gestalten, würde zu größten Irritationen führen. Auch der Umgang mit Emotionalität ist kulturell höchst verschieden.

Bedenkt man all diese möglichen Störfelder, hat Stefan eigentlich hervorragende Voraussetzungen für einen Behandlungserfolg.

Fragen wir uns doch, warum er überhaupt übergewichtig geworden ist. Bei der Geburt normalgewichtig, hat er sich schnell im oberen Bereich der Gewichtsverteilungskurve eingependelt. Die Veranlagung zu einem »Mehr an Körperfett« hat Stefan wohl von seinem Vater mitbekommen. Auf Nachfrage ist aber zu erfahren, dass die Mutter auf ihr Gewicht achtet und sich überwiegend anders ernährt als die Familie. Vater und Sohn bekommen häufig Wunschkost. Als Jugendliche habe die Mutter eine kurze Phase gehabt, in der sie Gefahr gelaufen sei, in eine Magersucht abzurutschen, habe die Situation aber in den Griff bekommen. Vielleicht erklärt sich hieraus die niederschwellige Konflikthaftigkeit und Kränkbarkeit der Mutter beim Thema »Essen und Übergewicht«. Wenn das Thema »Essen«

selbst nicht wirklich geklärt ist, hat es auch etwas Gefährliches (im Sinne eines nicht einzuschätzenden Konfliktpotenzials). Bequemlichkeit und Bewegungsarmut tun ein Übriges dazu.

Trotz aller guten Voraussetzungen: Stefan braucht einen »Ersatz« für aufgegebene Verhaltensweisen. Was befriedigt uns so schnell wie ein Bissen unseres Lieblingsessens? Was macht die Familie mit all der Zeit, die jetzt nicht mehr gefüllt ist mit Diskussionen rund ums Essen? Es braucht Zeit, bis sie sich damit wohlfühlen wird.

Doch ein verändertes Essverhalten ist erlernbar, so wie wir auch das Essen selbst gelernt haben. Uns läuft beim Gedanken an gegrillte Heuschrecken nicht das Wasser im Munde zusammen, weil wir nicht gelernt haben, gegrillte Heuschrecken als Delikatesse zu betrachten. Aber wir könnten es lernen.

Mein Kind und seine Ernährung

Warum gibt es Ernährungsberater?

In erster Linie helfen Ernährungsberater Menschen, die durch ungesunde Ernährungsweisen ihren Körper schädigen. Sie klären auf und unterstützen eine Ernährungsumstellung mit bewährten Methoden. Bei übergewichtigen Kindern und Jugendlichen wird meist die gesamte Familie in den Beratungsablauf integriert, da das Kind noch stark den Einflüssen seines Umfeldes unterliegt.

Unterstützung sollte rasch erfolgen, denn je früher die Adipositas im Kindesalter eintritt und je länger sie unbehandelt bleibt, desto höher ist die Gefahr von Folgeerkrankungen wie Erkrankungen des Herz-Kreislaufsystems, Diabetes mellitus Typ 2, Bluthochdruck, Fettstoffwechselstörungen und Gelenkverschleiß. Aber auch die seelische Belastung der Betroffenen ist nicht unerheblich und sollte deshalb schon in den Anfangsstadien bearbeitet werden – noch bevor das Selbstvertrauen der Betroffenen Schaden nimmt.

Die ersten Ergebnisse des bundesweit repräsentativen Kinder- und Jugendgesundheitssurveys KIGGS besagen, dass Kinder und Jugendliche insgesamt weniger Brot und Getreideprodukte, Gemüse, Obst, Milchprodukte, Fisch und Beilagen wie Kartoffeln, Nudeln oder Reis essen als empfohlen (z. B. vom Forschungsinstitut für Kinderernährung). Dagegen ist der Konsum von Süßigkeiten, fetten Snacks und gesüßten Getränken zu hoch. Diese Ergebnisse unterstreichen die Notwendigkeit, Kinder und deren Eltern schon früh für eine gesunde Ernährungsweise zu sensibilisieren.

Um eine gesunde Ernährung zu gewährleisten, müssen innerhalb der Familie Gesundheitsbewusstsein, ausreichendes Wissen über Ernährungsfragen, Kenntnisse über preiswerte Einkaufsmöglichkeiten sowie effektive Haushaltsführung vorhanden sein und praktiziert werden.

Oftmals fällt es Übergewichtigen und ihren Familien schwer, sich im Dschungel der Gesundheitsbotschaften der Medien zurechtzufinden und die häufig widersprüchlichen Informationen differenziert wahrzunehmen. Der Ernährungsbericht 2004 bestätigt diesen Eindruck. Um Klarheit in Ernährungsfragen und Unterstützung beim Aufbrechen von ungesunden Essgewohnheiten zu erhalten, ist es empfehlenswert, sich Hilfe von außen zu holen. Qualifizierte Ernährungsberatungen, insbesondere für adipöse Kinder und Jugendliche, werden zu großen Teilen von den Krankenkassen mitfinanziert.

In einer qualifizierten Ernährungsberatung stellt sich der Berater auf die Wünsche und Empfindungen des Gegenübers ein und aktiviert dessen Selbstheilungskräfte. Das bedeutet, dass der Betroffene zunächst ausführlich informiert wird und Wissen sammelt, auf dessen Basis er selbst die Lösungsansätze vorschlägt, die er in seinem Leben am besten umsetzen kann. Erfahrungsgemäß sind das immer die hilfreichsten Lösungen.

Wie und wann wächst mein Kind?

Mit der Durchtrennung der Nabelschnur wird die Energieversorgung von der Mutter unterbrochen, und das Neugeborene muss auf eigene körperliche Reserven wie das Glycogen in der Leber und das braune Fettgewebe im Bereich der Nieren zurückgreifen. Nach ca. 10 Tagen hat es trotz Stillen oder Ersatzmilchgabe bis zu 15 Prozent seines Geburtskörpergewichtes verloren, das im Normalfall zwischen 2.500 g bis 4.200 g liegt. Danach passen sich die Verdauungsorgane an, und der Säugling nimmt an Körpergewicht zu. Im Alter von 5 Monaten hat sich das Geburtsgewicht des Säuglings verdoppelt, in einem Jahr verdreifacht und mit 2 ½ Jahren bereits vervierfacht.

Die im Säuglingsalter angesammelten Fettdepots, der sogenannte »Babyspeck«, verschwindet weitestgehend mit Beginn
des Laufens, d. h. beim Eintritt in das Kleinkindalter (ab dem 2.
Lebensjahr). Zwischen dem 5. und 7. Lebensjahr findet vorwiegend ein Längenwachstum statt, wobei die Gewichtszunahme parallel dazu deutlich zurückbleibt. Dieser Prozess wird
als die »erste Streckung« bezeichnet. Die Pubertät setzt bei
Mädchen regulär zwischen dem 11. und 15. Lebensjahr ein, bei
Jungen zwischen dem 13. und 16. Lebensjahr. In dieser Zeit voll-
zieht sich die »zweite Streckung«, in welcher die Gewichtszunahme einem Wachstumsschub von ca. 8 bis 9 Zentimetern
pro Jahr nur schwer nachkommt. Ca. zwei Jahre nach Beginn
dieser zweiten Wachstumsphase setzt bei Mädchen die Monats-
blutung ein. Bei Jungen ist in der Vorpubertätsphase eine größere Fettgewebsdichte vorhanden, die sich im Regelfall während der »zweiten Streckung« wieder zurückbildet.

Diese zwei Wachstumsphasen werden als die »gefährlichen
Jahre für die Figur« bezeichnet, da die Kinder und Jugendlichen in dieser Zeit viel mehr Kalorien aufnehmen können,
ohne an Körpergewicht zuzunehmen. Mehr zu essen kann jedoch schnell zur Gewohnheit werden. Und die Kalorien, die
der Körper nach den Wachstumsphasen nicht mehr verwerten
kann, werden in Form von Fettpolstern angelegt. Deshalb wird
bei übergewichtigen Kindern und Jugendlichen empfohlen,
diese Wachstumsphasen zu nutzen, um das Körpergewicht konstant zu halten. Denn während dieses Prozesses verringert sich
der BMI ebenfalls.

Bei Heranwachsenden ist die körperliche Entwicklung durch
unterschiedliche Faktoren wie Veranlagung oder Ernährungsverhalten vorbestimmt. Überernährte Kinder wachsen schneller heran als Normal- oder Untergewichtige, und ihre Ge-
schlechtsreife setzt früher ein.

Wie hoch ist der Kalorienbedarf meines Kindes?

Die folgenden Energie- und Nährwertempfehlungen sind Normen zur Vereinheitlichung und beziehen sich lediglich auf relativ einheitlich gewachsene Kinder und Jugendliche gleichen Alters.

Die tägliche Kalorienzufuhr von Kindern und Jugendlichen wird in den Referenzwerten für die Nährstoffzufuhr (2001) folgendermaßen definiert:

Alter	allgemein kcal/Tag		geringe körperliche Aktivität kcal/kg		mittlere körperliche Aktivität kcal/kg		starke körperliche Aktivität kcal/kg	
	♂	♀	♂	♀	♂	♀	♂	♀
0 bis < 4 Monate	500	450	–	–	94	91	–	–
4 bis < 12 Monate	700	700	–	–	90	91	–	–
1 bis < 4 Jahre	1100	1000	83	80	91	88	–	–
4 bis < 7 Jahre	1500	1400	74	70	82	78	–	–
7 bis < 10 Jahre	1900	1700	66	60	75	68	83	76
10 bis < 13 Jahre	2300	2000	56	49	64	55	71	62
13 bis < 15 Jahre	2700	2200	50	41	56	47	63	52
15 bis < 19 Jahre	3100	2500	39	36	46	43	60	55

Es handelt sich hierbei um die Richtwerte für die durchschnittliche Energiezufuhr in kcal/Tag bei Kindern und Jugendlichen mit einem BMI im Normalbereich und altersangepasster körperlicher Aktivität. (In den freien Kästchen fehlen die Messungen.)

Man kann der Tabelle entnehmen, dass die empfohlene Gesamtkalorienzufuhr pro Tag mit zunehmendem Alter ansteigt. Das liegt daran, dass ein Kind heranwächst und ein größerer Körper mit mehr Energie versorgt werden muss als ein kleiner. Entgegengesetzt dazu verhält sich die empfohlene Kalorienmenge pro kg Körpergewicht. Das heißt einfach nur, dass die Knochen und Organe eines Kindes umso weniger wachsen, je älter es wird. Deshalb braucht es im Verhältnis immer weniger Energie pro kg Körpergewicht.

Die Tabelle zeigt ebenfalls, dass die körperliche Aktivität den Stoffwechsel entscheidend beeinflusst. Kinder und Jugendliche, die sportlichen Betätigungen nachgehen, verbrauchen mehr Energie als solche, die sich einer geringeren physischen Aktivität aussetzen. Deshalb ist Bewegung das A und O für eine gesunde Lebensweise!

Richten Sie es ein, dass Sie mit Ihren Kindern so oft wie möglich nach draußen gehen. Lassen Sie sie auf Spiel- und Sportplätzen oder, wenn möglich, in der freien Natur herumtoben, Ball spielen, Inliner fahren etc. Auch für Sie ist das eine gute Gelegenheit, Ihren Kreislauf und Stoffwechsel anzuregen, und Sie sparen sich das Geld für eine Mitgliedschaft im Sportverein oder Fitnessstudio. Ein weiterer Vorteil ist, dass Ihre Kinder durch solche Unternehmungen mehr ausgelastet sind und sich danach auch besser alleine beschäftigen können. So können Sie sich eine Auszeit nehmen oder ungestört Ihren eigenen Tätigkeiten nachgehen.

Und einen weiteren wichtigen Grund, Ihre Sprösslinge ins Freie zu schicken, gibt es: Laut den ersten Ergebnissen des Kinder- und Jugendgesundheitssurveys KIGGS haben mehr als die Hälfte der Kinder und Jugendlichen einen inadäquaten Vitamin-D-Spiegel. In diesem Alter muss man nun wirklich nicht wie ältere Menschen, die selten ins Freie gehen, Vitamin-D-Supplemente einnehmen. Der Vitamin-D-Status lässt sich durch 10 bis 15 Minuten Aufenthalt unter freiem Himmel ins Lot bringen.

Um den Energieverbrauch Ihres Kindes zu erhöhen, ist ein Bewegungsprogramm wichtig. Neben dem Schulsport sollte es sich eine Sportart aussuchen, die ihm Spaß macht. Bei den Mädchen ist Hip-Hop oder Schwimmtraining sehr beliebt, die Jungs bevorzugen häufig ganz klassisch Fuß- oder Handball. Im Rahmen meiner Ernährungsberatung zeige ich meinen kleinen Klienten zusätzlich ein paar Übungen, die sie 15 bis 20 Minuten am Tag machen sollen. Sie verbessern die Haltung, das Körpergefühl und treiben den Stoffwechsel des Kindes an. Literatur über Kindergymnastikübungen finden Sie in Ihrer Bibliothek oder Buchhandlung.

Oftmals werden bei diesen Übungen Muskelgruppen der Kinder beansprucht, die sie zuvor nie benutzt haben. Das kann schnell frustrieren und sieht noch dazu recht unbeholfen aus. Loben Sie Ihr Kind für all den Eifer, den es in die Übungen steckt, denn je häufiger es sie macht, desto schneller bilden sich Muskeln und eine gute Körperhaltung aus.

Aktivitäten wie Schwimmen oder Fahrradfahren eignen sich bei adipösen Kindern und Jugendlichen besonders, da ihre Gelenke dabei geschont werden. Die gleichförmige und kontinuierliche Belastung eines Ausdauertrainings ist für die meisten Kinder und Jugendlichen unattraktiv, stattdessen bevorzugen viele von ihnen Mannschaftssportarten. Sie fördern die Motivation und das Sozialverhalten. Für adipöse Kinder und Jugendliche sind diese Sportarten allerdings wegen der Belastung der Gelenke durch plötzliches Beschleunigen und Abbremsen eher ungeeignet.

Die traditionelle Sportpädagogik ist überwiegend leistungsorientiert und basiert auf dem Prinzip des Vorführens und des Nachmachens mit folgender Korrektur. Bei übergewichtigen und adipösen Kindern und Jugendlichen kann das zu Überforderungssituationen und Misserfolgserlebnissen führen mit daraus resultierenden Frustrationen und Minderwertigkeitskomplexen.

In einigen Bewegungstherapien der Interventionsprogramme wird die Psychomotorik* angewendet. Diese speziell gestaltete Therapie, die den Kindern und Jugendlichen Freude an der Bewegung nahebringt, ohne dabei ihre Gelenke zu belasten, sollte 5 Mal in der Woche 30 Minuten mit einer langfristigen Bewegungssteigerung durchgeführt werden. Sie fördert neben dem Energieverbrauch das Gruppengefühl, das Selbstvertrauen und ein neues Körpergefühl und ist daher sehr zu empfehlen.

Wie ernähren wir uns richtig?

Die Ernährungsempfehlung für übergewichtige und adipöse Kinder und Jugendliche unterscheidet sich nicht prinzipiell von den generellen Empfehlungen für Kinderernährung. Bei der Gewichtsreduktion ist darauf zu achten, dass Kinder und Jugendliche genügend Vitamine und Mineralstoffe zu sich nehmen, um Mangelerscheinungen vorzubeugen. Eine bedarfsgerechte Ernährung ist nur durch eine abwechslungsreiche Mischkost mit einem hohen Anteil an Obst, Gemüse, Vollkornprodukten, Milch und Milchprodukten, magerem Fleisch und Fisch zu erreichen. Zusätzlich sollen auch die Essvorlieben von Kindern und Jugendlichen berücksichtigt werden, da Verbote zu Unverständnis, Frustration und/oder Abwehrhaltung führen. Alle diese Anforderungen erfüllt das vom Forschungsinstitut für Kinderernährung 1993 entwickelte Konzept der Optimierten Mischkost »optimiX«.

optimiX ist eine ausgewogene Ernährung, welche die Zufuhr von allen Stoffen, die für das Wachstum wichtig sind, ge-

---

* Eine ganzheitliche Erziehung und Persönlichkeitsbildung, die auf die individuelle Entwicklung des Menschen ausgerichtet ist und über motorische und wahrnehmende Lernprozesse zu einer Verhaltensänderung und Verbesserung der Körperkoordination führt.

währleistet und an den aktuellen Referenzwerten für die Nährstoffzufuhr (Deutschland, Österreich, Schweiz) ausgerichtet
ist. Empfohlen wird ein reichlicher Verzehr pflanzlicher Lebensmittel wie Obst, Gemüse, Salat, Getreideprodukte oder Hül-
senfrüchte, dazu Getränke wie kalziumreiches Mineralwasser,
Kräuter- und Früchtetees, ein mäßiger Verzehr tierischer Lebensmittel wie Fleisch, Wurst, Eier, Milchprodukte und eine
sparsame Verwendung von Speisefetten wie Butter, Margarine,
Bratfette, Öle, ebenso ein sparsamer Verzehr von fetten Speisen wie z. B. Frittiertem.

optimiX
3 Regeln für die Lebensmittelauswahl
– reichlich: pflanzliche Lebensmittel
– mäßig: tierische Lebensmittel
– sparsam: fettreiche Lebensmittel und Süßwaren
Zusatzkriterien für die Lebensmittelauswahl
– energiearme oder -freie Getränke
– Getreide: über 50 Prozent Vollkornanteil
– Obst, Gemüse: frisch
– Milch, Fleisch: fettarm
– Speisefette: Pflanzenöle
– Speisesalz: + Jod, Fluorid, Folsäure
Vorteile von optimiX
– liefert alle wichtigen Nährstoffe
– schmeckt gut und macht Laune
– kostet weniger als Kinderlebensmittel
– schont die Umwelt
– für die ganze Familie

Zur optischen Verdeutlichung hat das Forschungsinstitut für
Kinderernährung die Lebensmittelgruppen nach dem Ampel-
prinzip angeordnet. Reichlich empfohlene Lebensmittel sind
im grünen Bereich, mäßig empfohlene im gelben, sparsam zu
verwendende und geduldete Lebensmittel im roten Bereich.
Die geduldeten Lebensmittel sind all die Snacks, die bei anderen

Diäten verboten sind, wie Chips, Pommes, Schokoriegel, Eis etc. Sie dürfen bis 10 Prozent des Gesamtkalorienbedarfs ausmachen. Beispiel:

Die 11-jährige Lisa darf ungefähr 2.000 Kalorien täglich aufnehmen. 10 Prozent davon sind 200 Kalorien. Das entspricht in etwa einem Schokoriegel oder Eis.

Bei ihrer kleinen Schwester Marion, die 3 Jahre alt ist und nur ca. 1.000 Kalorien zu sich nehmen darf, sind es 100 Kalorien für die Naschereien, und das wären dann z. B. 1 Kugel Eiscreme, 45 g Obstkuchen, 4 Butterkekse, 20 g Schokolade, 30 g Fruchtgummis oder 10 Kartoffelchips.

Anhand dieses Beispiels merkt man, dass die Kinder oftmals viel zu viele Süßigkeiten von den Eltern bekommen. Einmal am Tag etwas zum Naschen ist in Ordnung, aber zu viel davon schadet Ihrem Kind.

Zur täglichen Nahrungsaufnahme werden 5 Mahlzeiten empfohlen. Sie beinhalten eine warme Hauptmahlzeit, die üblicherweise zur Mittagszeit, aber auch abends eingenommen werden kann. Auf der Grundlage von Reis, Nudeln oder Kartoffeln sollten reichlich Gemüse oder ein Rohkostsalat und eine vergleichsweise klein ausfallende Fleischportion (2 bis 3 Mal wöchentlich) oder Seefisch (1 Mal pro Woche) angeboten werden.

Die zwei kalten Mahlzeiten wie beispielsweise Frühstück und Abendessen sollten vor allem aus Brot oder Getreideflocken, Milch oder Milchprodukten sowie Obst oder Gemüserohkost bestehen. Die zwei Zwischenmahlzeiten setzen sich idealerweise ebenfalls aus Brot oder Getreideflocken und Obst oder Gemüserohkost zusammen. Hier können die geduldeten Lebensmittel angeboten werden, z. B. ein Schokoriegel oder ein Stück Kuchen. Zu jeder Mahlzeit und auch zwischen den Mahlzeiten gibt es ein energiearmes oder -freies Getränk; Mineralwasser oder ungesüßter Tee. Fruchtsäfte werden in verdünnter Form (2/3 Mineralwasser und 1/3 Saft) empfohlen.

Essen im 3-Stunden-Takt

– Kinder haben durch Wachstum und viel Bewegung einen
  hohen Energiebedarf und brauchen, um Müdigkeit und
  Konzentrationsabfall zu vermeiden, ständig Nachschub.
– Fünf Mahlzeiten sollten gleichmäßig über den Tag verteilt
  sein.
– Es macht keinen Unterschied, ob die warme Mahlzeit
  mittags oder abends serviert wird. Nur sollte abends
  darauf geachtet werden, dass nicht zu viel, eher etwas
  Leichtes und nicht zu spät gegessen wird – wenigstens
  2 Stunden vor dem Schlafengehen nichts mehr essen.

Rezepte für mein Kind

Die folgenden Rezepte sind kalorienärmere Varianten bewährter Rezepte und genauso schmackhaft.

Frühstück und Pausenbrot

Mit Schwung in den Tag! Frühstück und Pausenbrot decken zusammen ein Drittel des gesamten Energiebedarfs eines Tages.

Wer täglich frühstückt, füllt morgens die Kohlenhydratspeicher, die sich in der Nacht geleert haben, wieder auf und ist dadurch schon morgens leistungsfähiger. Frühstück und Pausenbrot sollten sich in ihrer Zusammensetzung ergänzen.

Viele Kinder frühstücken allerdings nicht gerne direkt nach dem Aufstehen. Doch spätestens in der Schulpause oder beim Frühstück in der Kindertagesstätte benötigen sie eine vollwertige Mahlzeit. Tipp: Wecken Sie Ihr Kind einfach etwas früher, damit es Zeit zum Wachwerden und Essen hat. Ist das nicht möglich, sollte es unbedingt etwas trinken, bevor es das Haus verlässt, und eine größere Pausenmahlzeit mitnehmen. Das kann ein Vollkorn- oder Graubrot mit Käse, Wurst, Marmelade oder Quark sein, dazu frische Obst- oder Gemüsesticks. Kinder essen Obst und Gemüse geschnitten lieber als am Stück. Außerdem: *Abwechslung regt den Appetit an!*

Was Kindern zum Frühstück oder in der Pause schmeckt

- Vollkornbrötchen oder -brot
- Müsli aus verschiedenen Getreideflocken mit Nüssen oder getrocknetem Obst
- als Brotaufstrich mäßig Butter, Margarine oder Frischkäse
- fettarme Wurst und milder, fettarmer Käse
- Quark mit Tomaten- und Gurkenscheiben oder Paprikastreifen
- Jogurt oder Quark mit frischen Früchten, Milch (mit etwas Kakaopulver)
- Obst, Nüsse und Gemüse der Saison in mundgerechten Stücken zum Knabbern
- zum Trinken: Mineralwasser, Saftschorle und Früchte- oder Kräutertee

Das Auge isst mit! Mit etwas Kreativität können Sie wahre Kunstwerke entstehen lassen. Gestalten Sie das Frühstück nach dem Motto »bunt ist gesund« und »Farbe macht Appetit« so ansprechend, dass es richtig Freude macht mitzuessen.

Ampelbrot

Zutaten:
1 Scheibe Vollkorn- oder Graubrot
1 EL Kräuterquark
1 Scheibe Käse oder Putenbrust
1 kleines Stück Salatgurke
1 gelbe Paprikaschote
1 kleine Scheibe Tomate oder rote Paprikaschote

Zubereitung:
Das Brot mit Quark bestreichen und mit Käse belegen. Gurke, Tomate und Paprika waschen, in eine runde Form bringen und gemäß den Ampelfarben auf das Brot legen.

Oftmals essen Kinder gerne die Flocken aus dem bunten Karton zum Frühstück. Diese enthalten in der Regel aber zu wenige der Ballaststoffe, die mit einer solchen Mahlzeit gut aufgenommen werden können, und zu viel Zucker. Wenn Sie Ihrem Kind den Verzehr dieser Flocken abgewöhnen wollen, sollten Sie das nicht abrupt tun, sondern erst einmal die Hälfte durch andere Zutaten ersetzen und die zuckerhaltigen Flocken dann langsam auf ein Drittel reduzieren. Die anderen Zutaten können entweder eine Mischung aus Hafer- und Dinkelflocken oder ein gestrichener Teelöffel Leinsamen sein.

Kinder mögen aber auch gerne Powermüsli: Erstellen Sie einfach eine Müsli-Grundmischung, von der Sie 2 bis 4 Esslöffel mit Milch in eine Schale geben.

Powermüsli

Zutaten:
200 g Haferflocken
200 g Dinkelflocken
100 g Rosinen (stattdessen z. B. getrocknete Banane)
100 g Cornflakes
50 g Leinsamen
50 g Kokosraspel

4 Esslöffel, also 60 g Müslimischung, enthalten folgende Nährwerte im Vergleich zu den bekannten Frühstücksflocken Marke X:

	60 g Müslimischung	60 g Marke X
Energie	219 kcal	224 kcal
Fett	4,7 g	2,1 g
Kohlenhydrate	37,2 g	49,2 g
davon Zucker	**8 g**	**25 g**
Eiweiß	5,8 g	4,2 g
Ballaststoffe	**4,3 g**	**2,1 g**

Die Müslimischung ist zwar insgesamt fetter, aber das sind Fette, die gesundheitsfördernde Eigenschaften besitzen. Trotzdem haben sie dieselben Kalorien wie Fette mit gesundheitsschädigenden Eigenschaften wie z. B. Frittierfett. Wichtig sind bei diesem Vergleich die Ballaststoffe. In der Müslimischung sind doppelt so viele enthalten wie in der Marke X. Ballaststoffe sind wichtig für die Verdauung: Sie regen die Darmbewegung an und lassen Stoffe entstehen, die gegen Darmkrebs vorbeugen. Durch die Darmbewegung entleert sich der Darm auch schneller, und die krankhaften Keime, die zu Allergien und Immunerkrankungen führen können, werden so auch schneller aus dem Körper befördert. Mit einem gut funktionierenden Stuhlgang fühlt man sich nicht so aufgebläht und fitter, was sich dann auch positiv auf das Bewegungsverhalten eines Kindes auswirkt.

In vielen Obst- und Gemüsesorten sind Ballaststoffe in hohem Maß enthalten. Wenn Sie und Ihre Familie nach der »Nimm 5«-Regel (s. S. 159) leben, sind Sie auf alle Fälle gut mit Ballaststoffen versorgt.

Tipps für ein gesundes Pausenbrot

Ein gutes und gesundes Pausenbrot sollte immer aus den folgenden Komponenten bestehen:
- Getreideprodukte wie Vollkornbrot oder Getreideflocken als Basis
- Milchprodukte wie Käse, Jogurt oder Quark
- frisches Obst oder Gemüsestückchen
- Getränke nicht vergessen!

Süßigkeiten, Kuchen, gezuckerte Fruchtsaftgetränke oder klebrige Müsliriegel gehören nicht in die Pausenbrotdose!

Getränke

Für Kinder sind folgende Getränke gut geeignet:

– Mineralwasser
– Früchtetee
– Kräutertee
– verdünnte Fruchtsäfte/Gemüsesäfte

Info zum Fruchtsaft:
100-prozentiger Fruchtsaft enthält bis zu 10 Prozent frucht-eigenen Zucker, deshalb sollte man ihn besser verdünnen (1/3 Saft, 2/3 Wasser). Ein Glas (200 ml) reiner Fruchtsaft am Tag ist erlaubt, falls Ihr Kind keine verdünnten Säfte mag.

Nicht geeignet sind Fruchtsaftgetränke und Fruchtnektare, denn hier wird dem Fruchtsaft zusätzlich noch Industriezucker zugesetzt. Limonaden, Cola-Getränke und Eistee enthalten ebenso Zuckerzusätze (100 g/l, das sind 20 bis 30 Zuckerwürfel) oder Süßstoff, Farbstoffe, Säuerungsmittel, Emulgatoren, Aromen, Vitamin- und Mineralstoffanreicherungen.

gut geeignet	weniger geeignet	nicht geeignet
Leitungswasser	Fruchtsäfte pur	schwarzer Tee
Mineralwasser	Fruchtsaftgetränke	Bohnenkaffee
Früchtetee	Nektar	Cola-Getränke
Kräutertee	Limonade	Eistee (koffeinhaltig)
Fruchtsäfte, verdünnt	Brause	alkoholische Getränke
Gemüsesäfte	süßstoffhaltige Getränke	

Wie viel soll ein Kind am Tag trinken? Bei den folgenden Empfehlungen handelt es sich um Richtwerte der Deutschen Gesellschaft für Ernährung (DGE) bei bedarfsgerechter Energiezufuhr und durchschnittlichen Lebensbedingungen.

Alter	Wasserzufuhr durch Getränke ml/Tag							
1–4 Jahre	820	🥛	🥛	🥛	🥛			
4–7 Jahre	940	🥛	🥛	🥛	🥛	🥛		
7–10 Jahre	970	🥛	🥛	🥛	🥛	🥛		
10–13 Jahre	1170	🥛	🥛	🥛	🥛	🥛	🥛	
13–15 Jahre	1330	🥛	🥛	🥛	🥛	🥛	🥛	🥛
15–19 Jahre	1530	🥛	🥛	🥛	🥛	🥛	🥛	🥛 🥛

Tipps zum Trinken

– Stellen Sie ein kalorienfreies/-armes Getränk immer in Sicht- und Reichweite.
– Wenn Ihr Kind Abwechslung braucht oder ein Wassermuffel ist, dann mixen Sie gemeinsam Schorlen aus Fruchtsäften und Mineralwasser bzw. Fruchtsäften und Früchtetee.
– Geben Sie Ihrem Kind für unterwegs (Schule, Sport) immer etwas zu trinken in einer Trinkflasche mit. Vermeiden Sie Trinkpäckchen mit zuckerhaltigen Fruchtsaftgetränken.

Mittagessen

Das Mittagessen macht ca. ein Drittel des Tagesbedarfs eines Kindes aus. Wenn Ihr Kind also um die 1.800 kcal am Tag essen darf, wären das ca. 600 kcal für das Mittagessen. Das könnte folgendermaßen aussehen:

– 1 kleines Schälchen Rohkostsalat mit Essig oder Zitronensaft und Öl (1 Teelöffel = 5 g Öl hat schon 45 Kalorien): gesamt 90 kcal
– 1 Teller Nudeln (eine Kinderportion sind 70 g Rohnudeln) mit Tomatensauce: gesamt 420 kcal
– 1 Apfel (50 kcal) oder 1 Banane (100 kcal) oder 1 kleiner Becher Jogurt (90 kcal).

Dieses Beispiel soll Ihnen ein Gefühl für die Mengen und die Art der Zusammenstellung eines Mittagessens geben – es heißt keineswegs, dass jedes Mittagessen so gestaltet sein muss. Empfehlenswert ist allerdings, das Mittagessen in drei Stufen aufzuteilen. Ihr Kind bekommt dabei etwas »geboten«, und in den Pausen hat der Körper Zeit, das Sättigungsgefühl zu erspüren.

Stellen Sie Ihrem Kind auch immer etwas zu trinken auf den Tisch. Aber ermahnen Sie es nicht ständig zum Trinken. Die Lust darauf kommt von ganz allein, und auch die Pausen zwischen den Gängen sind hier von Vorteil.

Bei einem ausgedehnten Mittagessen kann man sich mit seinem Kind gut etwa über Schulerlebnisse unterhalten und Zeit mit ihm verbringen.

Gemüsesuppe

Geeignet ist hierfür alles Gemüse, das Ihnen schmeckt oder das es saisongemäß gerade günstig zu kaufen gibt. Dabei regionale Produkte zu bevorzugen, schont die Umwelt und sichert die Landwirtschaft in Ihrer Region.

Zutaten:
2 große Kartoffeln (400 g)
4 Karotten (360 g)
2 Zwiebeln (200 g)
4 Selleriestiele (240 g)
½ Brokkoli-Kopf (200 g)
1 Zucchino (200 g)
20 Rosenkohlröschen (200 g)
4 Tomaten (320 g)
2 gehäufte TL gekörnte Brühe (Huhn oder Gemüse)
2 EL Olivenöl
Pfeffer, Salz, Paprikapulver, Knoblauchpulver, Oregano

Zubereitung:
Waschen, schälen und schneiden Sie das Gemüse. Braten Sie in einem großen Topf zuerst die Zwiebeln in dem Olivenöl an.

Gießen Sie 2 Liter Wasser (evtl. bereits im Wasserkocher erhitzt) hinzu. Geben Sie in das kochende Wasser die Kartoffelwürfel, gefolgt von den Gewürzen und der gekörnten Brühe. Die Suppe sollte bei geringer bis mittlerer Temperatur köcheln. 5 Minuten später folgen die Karotten und der Sellerie, 3 bis 5 Minuten darauf das restliche Gemüse. Verschließen Sie, um Energie zu sparen, den Topf mit einem Deckel. Ab jetzt beträgt die Kochzeit noch 15 Minuten. Rühren Sie die Suppe von Zeit zu Zeit um (ca. alle 5 Minuten), und schmecken Sie sie zuletzt mit den Gewürzen nochmals ab. (Kinder, die nicht so gerne Gemüse essen, mögen diese Suppe, wenn man sie nach dem Kochen zu einem Brei vermust. Probieren Sie es einfach mal aus.)

Power-Burger

Den Power-Burger habe ich für alle meine kleinen Klienten kreiert, die so gerne Burger in den bekannten Fastfood-Ketten verzehrten.

Zutaten:
Vollkorn- oder Roggenbrötchen zum Toasten (nach Anzahl der Personen)
½ Hähnchenbrust (nach Anzahl der Personen)
Salz, Pfeffer, Salsa- oder Pfeffer-Sauce
Gemüse aus Paprika, Aubergine, Tomaten, Zucchini (variabel)
Zwiebel, Knoblauch (nach Bedarf)
Salatgurke
Salatblätter
Dressing aus saurer Sahne, Milch, Salatkräutermischung (Essig enthalten)
frische Kräuter

Zubereitung:
Die Hühnerbrüste in etwas Oliven- oder Pflanzenöl heiß anbraten, dann das Fleisch nach Belieben mit Pfeffer, Salz, Salsa-Sauce würzen und bei mittlerer Temperatur fertig braten. (Es schmeckt pikant, aber nicht scharf.) Auf einem Teller abgedeckt warm halten. Für das Gemüse anschließend dieselbe Pfanne verwenden.

Das Gemüse (auch Zwiebel und Knoblauch) schneiden, in der

vom Huhn übrigen Marinade braten und nach Belieben nachwürzen. Es ist fertig, wenn die Tomate allmählich zerfällt.

Für den Salat pro Person ca. 2 bis 3 Gurkenscheiben und Salatblätter in eine Schüssel geben und mit einem Dressing aus Milch, saurer Sahne und Salatkräutermischung begießen.

Die Roggenbrötchen toasten. Die Unterseite auf einen Teller legen, darauf die eingelegten Salatblätter. Die pikante Hühnerbrust quer durchschneiden und eine Hälfte auf den Salat legen. Nach Belieben können jetzt ein dicker Zwiebelring, eine Tomatenscheibe, die Gurken und die andere Hälfte der Hühnerbrust folgen. Zuletzt die Oberseite des Roggenbrötchens auf den Burger geben. Das gebratene Gemüse (ähnliche Menge wie der Burger) gibt es als Beilage. Jetzt alles noch mit frischen Kräutern dekorieren. (Eine Portion hat ca. 300 kcal, das entspricht etwa einer halben Pizza Salami aus dem Tiefkühlregal.)

Wenn Ihr Kind Pommes über alles liebt, sind Tiefkühl-Pommes eine gute Alternative zu den fettigen Fastfood-Pommes. Backen Sie diese ohne zusätzliches Fett im Backofen. Bereiten Sie Ihrem Kind dazu einen Salat, und lassen Sie fettes Fleisch, Würstchen oder Fleischkäse weg. (100 g Tiefkühl-Pommes – das entspricht einer großen Hand voll – haben 170 kcal.)

Eine gute Alternative dazu sind selbst gemachte Bratkartoffelsticks: Kartoffeln kochen, danach schälen und in fingerdicke Streifen schneiden. Diese dann mit anderen Gemüsestreifen (Paprika, Zucchini, Karotten) auf einem Backblech verteilen und dünn mit Olivenöl bepinseln. Im Backofen bei 200 °C mindestens 20 Minuten backen. Jetzt hat man viele bunte Sticks, die man auch in Kräuterquark oder eine Sauce tunken kann.

Ketchup selbst gemacht

Zutaten für ca. 300 g Ketchup:
500 g reife Tomaten (ca. 6 Stück)
2 rote Paprika
100 g Zwiebeln (2 kleine oder eine große)

1 bis 2 Knoblauchzehen
6 EL Essig (Vorsicht: von Essigessenz nur 1 bis 1½ EL)
1 TL Salz
20 g Zucker
1 kleine Kartoffel (50 bis 80 g)
1 El 8-Kräuter-Mischung (TK) oder frische Petersilie, Dill, Schnittlauch
2 Lorbeerblätter
1 TL Sojasauce
1 TL Paprikapulver (süß)
½ TL Cayennepfeffer

Zubereitung:
Tomaten und Paprika waschen und würfeln, Zwiebel und Knoblauch schälen und ebenfalls würfeln. Zusammen mit den Lorbeerblättern und der Kräutermischung in 150 ml Wasser eine Viertelstunde aufkochen; zwischendurch mit einem Kartoffelstampfer das Gemüse durchdrücken. Anschließend die Masse durch ein Küchensieb streichen (um Haut und Kerne der Tomaten zu entfernen). Nun das Püree mit allen anderen Zutaten in einen Topf geben und eine halbe Stunde kochen. (Die Kartoffel kommt geschält und in Würfelchen geschnitten in das Püree. Ab und zu mit dem Stampfer die Kartoffeln andrücken, damit die Stärke in das Püree gelangt.) Nach der halben Stunde noch einmal alles absieben, damit keine Kartoffelreste zurückbleiben, dann das Püree wieder in den Topf geben und ein letztes Mal eine halbe Minute aufkochen. Nun die Masse in ein schönes Gefäß füllen. Dieses Ketchup, das im Kühlschrank etwa eine Woche haltbar ist, macht zwar Arbeit, schmeckt aber richtig lecker!

Dazu ein Kalorienvergleich:

	selbst gemachtes Ketchup	Markenketchup
Inhaltsstoffe pro 100 g		
Energie	85 kcal	110 kcal
Fett	0,6 g	0,3 g
Kohlenhydrate	16,4 g	24 g
Eiweiß	3,03 g	2 g

Grüne Soße (4 Portionen)

Zutaten:
400 ml Jogurt (1,5 % Fett)
100 ml saure Sahne (10 % Fett)
100 ml Milch (1,5 % Fett)
2 bis 3 Päckchen Tiefkühl-8-Kräuter (à 25 g) – frische Kräuter sind natürlich aromatischer
15 ml (ein paar Spritzer) Saft einer Zitrone
1 bis 2 TL Senf
ein paar Spritzer Maggi-Würze (Vorsicht bei Glutamatunverträglichkeit!)
eine Prise Knoblauchpulver
Salz, Pfeffer

Zubereitung:
Alle Zutaten mit dem Mixer zu einer grünen Soße verrühren. Reichen Sie die grüne Soße zusammen mit Kartoffeln und Spiegel- bzw. Rührei.

Inhaltsstoffe der grünen Soße (Gesamtmenge ca. 670 g)

Energie	387 kcal
Fett	18,1 g
Kohlenhydrate	29,9 g
Eiweiß	22,1 g

Eine Portion hat 168 g und demnach 97 kcal.

Inhaltsstoffe für 3 kleine oder 1 große Kartoffel, geschält und frisch gegart (240 g)

Energie	165 kcal
Fett	0,24 g
Kohlenhydrate	34,2 g
Eiweiß	4,71 g

Inhaltsstoffe für ein Hühnerei, frisch gegart (55 g)

Energie	82 kcal
Fett	5,94 g
Kohlenhydrate	0,37 g
Eiweiß	6,84 g

Gesamtkalorienzahl dieses Mittagsgerichts:
97 kcal + 165 kcal + 82 kcal = 344 kcal

Die gesamte Mahlzeit enthält 10,5 g Fett. Im Vergleich dazu hat die kleine TK-Pizza Salami mit 600 kcal einen Fettgehalt von 63 g. Nach der grünen Soße mit Kartoffeln und Hühnerei wäre also noch der Verzehr eines Schokoriegels mit 10 g Fett erlaubt.

Gefüllte Zucchini (4 Portionen)

Zutaten:
2 Zucchini
250 g Hackfleisch
1 Dose Tomate in Stücken (400 g)
1 Ei
1 Bund (oder ein TK-Päckchen) Petersilie
80 g fettarmer Käse (leicht)
1 Zwiebel
1 Knoblauchzehe
Salz, Pfeffer, Paprikapulver
250 g Reis

Zubereitung:
Die Zucchini waschen und längs halbieren, sodass 4 Schiffchen entstehen. In der Mitte mit einem Löffel ein wenig Zucchini-Fleisch herauskratzen für die Füllung. Das Zucchini-Fleisch zusammen mit dem Hackfleisch, der gehackten Zwiebel, dem Ei, der Petersilie, dem gepressten Knoblauch und den Gewürzen in eine Schüssel geben und gut durchkneten. Anschließend 4 gleich große Würste formen und in je eine Zucchini-Hälfte drücken. Die 4 gefüllten Schiffchen in eine Auflaufform legen und

die Tomatenkonserve darübergießen. Im Backofen bei 200 °C 40 Minuten lang garen lassen und in der Zwischenzeit den Reis zubereiten.

Inhaltsstoffe einer Portion ohne Reis (262 g)

Energie	206 kcal
Fett	11,6 g
Kohlenhydrate	4,94 g
Eiweiß	20,0 g

Inhaltsstoffe einer Portion mit Reis (325 g)

Energie	425 kcal
Fett	12,3 g
Kohlenhydrate	53,0 g
Eiweiß	24,4 g

An den Tabellen lässt sich erkennen, wie wichtig die Kohlenhydratbeilage ist, um die Anteile an Fett, Kohlenhydraten und Eiweiß ins richtige Verhältnis zu rücken.

Ein kleiner Salat als Beilage und etwas Obst als Nachspeise wären eine perfekte Abrundung dieser Mahlzeit.

Was essen Schlüsselkinder zu Mittag?
Oft sind beide Eltern oder die/der Alleinerziehende mittags noch in der Arbeit, und wenn die Familie keine Großeltern in der Nähe oder nette Nachbarn hat, die für die Kinder kochen, verläuft das Mittagessen folgendermaßen:

Die Kinder kommen heim und wärmen sich das Abendessen vom Vortag in der Mikrowelle auf oder belegen sich Brote. Dann wird die Wohnung nach Süßigkeiten oder anderen Leckereien durchforstet. Diese schnabulieren sie bei den Hausaufgaben, welche meist vor dem Fernseher erledigt werden. Süßigkeiten gibt es wegen des schlechten Gewissens der Eltern, weil sie ihre Kinder allein lassen.

Die Situation, dass Eltern mittags abwesend sind, ist nicht zu ändern – also sollte hier auch keine Energie verschwendet werden. Wenn Sie in einer solchen Situation sind, empfehle ich Ihnen, die Zeit, die Sie mit Ihren Kindern zusammen sind, sinnvoll zu verbringen. Erklären Sie ihnen z. B., wie man sich gesund ernährt, oder kochen Sie gemeinsam etwas Gesundes. Zeigen Sie ihnen z. B., wie man einen Salat zubereitet.

Wenn Ihre Kinder mittags das Essen vom Vorabend aufwärmen und es bei Ihnen daher ein warmes Abendessen gibt, sollten Sie auf alle Fälle darauf achten, dass es kein kalorienreiches Abendessen ist. Bereiten Sie auch nicht jeden Tag etwas mit Fleisch zu, sonst essen Ihre Kinder zwei Mal am Tag Fleisch, was überhaupt nicht mehr den Empfehlungen entspricht. Lagern Sie so wenige kalorienreiche Verlockungen wie möglich in Ihrer Wohnung, stellen Sie lieber Obst bereit.

Nachmittagshunger

Kräuterdip für 4 bis 6 Personen (500 g)

Zutaten:
Tiefkühlkräutermischung
250 g Quark (Magerstufe)
100 ml Milch (1,5 % Fett)
100 ml saure Sahne
Salz
Pfeffer
1 gepresste Knoblauchzehe oder getrocknetes Knoblauchpulver

Zubereitung:
Alle Zutaten verrühren und mit verschiedenen Gemüsesticks (geschnittene Paprika, Karotte, Gurke, Zucchini etc.) servieren.

Inhaltsstoffe pro Portion (100 g)

Energie	75,1 kcal
Fett	2,48 g
Kohlenhydrate	4,21 g
Eiweiß	8,44 g

Vanillezauber

Zutaten:
500 ml Milch (1,5 % Fett)
4 EL Zucker
1 Tüte Vanillepuddingpulver
250 g Quark (Magerstufe)
250 g Jogurt (0,1 % Fett)
nach Belieben Banane, Zitrone, Erdbeeren

Zubereitung:
Vanillepudding nach der Anweisung auf der Tüte zubereiten, von der Herdplatte nehmen und 5 Minuten abkühlen lassen. Den Quark und den Jogurt unterrühren und die Süßspeise in den Kühlschrank stellen.

Der Vanillezauber kann auch mit verschiedenen Obstsorten angerichtet werden. Sie können das Obst in Stücken hinzugeben oder mit einem Stabmixer verquirlen.

Jogurtkuchen (ca. 24 Würfelchen)

500 g Jogurt (0,1 % Fett)
4 Eier
400 g Zucker
1 Vanilleschote
100 g Butter
1 Päckchen Backpulver
500 g Hartweizengrieß
300 ml Wasser
Saft von 2 kleinen oder einer großen Zitrone
60 g (4 EL) Kokosraspeln

Den Backofen auf 175° C (Umluft 155° C) vorheizen.

Den Jogurt mit den Eiern, 200 g Zucker und dem Vanillemark aus der Vanilleschote in eine Schüssel geben. Die Butter in einem Topf leicht einschmelzen und dazugeben. Diese Masse ca. 1 Minute lang rühren. Das Backpulver mit dem Grieß mischen und unter den Teig mengen.

Mit einem Stück Küchenpapier die restliche Butter aus dem Topf wischen und damit eine Springform (Ø 26 cm) einfetten. Anschließend den Jogurt-Grieß-Teig in die Form geben und 45 Minuten im Ofen backen.

Die restlichen 200 g Zucker mit der Vanilleschote in 300 ml Wasser 5 Minuten lang aufkochen, bis sich der Zucker aufgelöst hat. Die Schote entfernen, den Zitronensaft hinzugeben und den Sirup weitere 2 Minuten lang leicht köcheln lassen.

Den Kuchen nach dem Backen kurz abkühlen lassen, aber die Springform nicht öffnen. Mit einem Zahnstocher oder Holzstäbchen viele kleine Löcher (im Abstand von ca. 3 cm) in den Kuchen stechen, dann den Sirup über dem Kuchen verteilen und in den Teig einziehen lassen.

Jetzt die Springform öffnen und die Kokosraspeln auf dem Kuchen verstreuen. Schneiden Sie kleine Würfel – ca. 24 Stück – aus dem Kuchen.

Inhaltsstoffe pro 80 g (ein Würfelchen)

Energie	209 kcal
Fett	6,43 g
Kohlenhydrate	32,8 g
Eiweiß	4,43 g

Wenn Ihr Kind am Nachmittag zum Sport geht
Falls Ihr Kind nachmittags Sport treibt, achten Sie darauf, dass die Abstände zwischen den Mahlzeiten nicht zu groß sind.

Ein Beispiel: Tina isst um 13 Uhr zu Mittag. Dann macht sie ihre Hausaufgaben und geht um 16 Uhr in den Reitstall, reitet und pflegt die Pferde. Um 19 Uhr ist sie zum Abendessen zu Hause. Sie hat einen Riesenhunger und verschlingt alles, was man ihr vorsetzt, ohne auf ihr Sättigungsgefühl zu achten. Weil Tina so hungrig ist, werden auch noch Reste vom Mittagessen aufgewärmt. Nachts schläft sie unruhig, und am nächsten Morgen bekommt sie keinen Bissen herunter.

Was läuft hier falsch?

Bevor Tina um 16 Uhr zum Reitstall geht, sollte sie sich etwas zu essen einpacken, z. B. einen Jogurt, ein Laugenbrötchen, eine belegte Scheibe Brot und/oder ein Stück Obst. Wenn der erste Hunger kommt, hat sie im Reitstall etwas zu essen dabei und abends keinen Heißhunger mehr. Sie wird, wenn sie mag, noch eine Kleinigkeit zu Abend essen und dann ruhig schlafen.

Wenn Tinas Rhythmus erst einmal umgestellt ist, hat sie morgens Hunger und wird zu Hause frühstücken wollen. Sie wird lernen, wieder auf Hunger- und Sättigungsgefühle zu achten, und dadurch ihr Körpergefühl stärken.

Abendessen

Den Kräuterdip (Rezept auf S. 153) kann man auch sehr gut mit Brot essen. Er lässt sich geschmacklich abwandeln, indem man frische Paprika, Karotten und Gurken ganz klein hackt und dazugibt. Wer gerne Zwiebeln und Knoblauch isst, kann dem Kräuterdip auch diese Geschmacksrichtung verleihen oder ihn in einen Tomate-Oregano-Brotaufstrich verwandeln. Auch hier ist der Kreativität keine Grenze gesetzt.

Zum Abendessen darf Ihr Kind eine Scheibe Brot mit Quark, belegt mit ein paar Gurkenscheiben, Paprika oder Tomate essen. Sie können auch eine große Schüssel Salat zubereiten und Brot dazu reichen. Das Abendessen sollte auf alle Fälle *leicht* sein. Sollten Sie die warme Mahlzeit mit der Familie abends einnehmen, dann kochen Sie möglichst fettarm. Denn selbst wenn das Abendessen die einzige warme Mahlzeit am Tag für Ihr Kind ist, hat es in der Regel in der Mittagszeit seinen Hunger gestillt.

Gesunde Küche – ein Beispieltag

Ein Tag kann also folgendermaßen aussehen:
- Sascha (9 Jahre, 1.900 kcal Energiebedarf) steht um 7 Uhr auf.
- Um 7.30 Uhr frühstückt er 60 g Müslimischung und 100 ml Milch (insgesamt 270 kcal).
- In der Schule isst er 2 kleine Scheiben Graubrot, eins mit Kräuterquark und das andere mit einer Scheibe Käse belegt. Dazu gibt es Gurken- und Paprikastückchen (insgesamt 350 kcal).
- Um 13.30 Uhr kommt er von der Schule. Er trinkt ein Glas (200 ml) Orangensaft (90 kcal).
- Um 14 Uhr isst er eine Portion gefüllte Zucchini mit Reis (420 kcal).
- Er hat noch Lust auf eine Nachspeise, möchte sich aber die Süßigkeit aufsparen, also nimmt er sich einen Apfel (50 kcal).
- Während der Hausaufgaben trinkt er Pfefferminztee – früher hat ihm seine Mutter Schokolade für die Konzentration hingelegt. Doch Sascha hat sich schnell umgewöhnt.
- Danach besucht er seinen Freund Thomas, um mit ihm zum Basketballspielen zu gehen. Er packt für sich und seinen Freund jeweils ein Stück Jogurtkuchen ein, das sie nach dem Spiel verzehren (210 kcal).
- Um 18.30 Uhr isst er zwei kleine Scheiben Graubrot mit seinem Lieblings-Sahnekäse. Weil er weiß, dass der Schmelzkäse sehr fetthaltig ist, hat er mit seiner Mutter vereinbart, dass er ihn dünn aufs Brot schmiert. Jetzt sind es noch 20 g pro Brotscheibe – früher waren es 40 g. Dazu isst er einen kleinen Salat (insgesamt 380 kcal).
- Bevor sich Sascha um 21 Uhr ins Bett legt, macht er noch 15 Minuten lang Gymnastikübungen.

An diesem Tag hat Sascha 1.770 kcal zu sich genommen. Wie viele Portionen Obst und Gemüse hat er gegessen?

75 g Paprika (½ Paprika)
75 g Gurke (6 Gurkenscheiben)

200 ml Orangensaft
½ Zucchino
1 Apfel
1 kleiner Salat

Und er hat knapp 40 g Fett zu sich genommen. Das sind 60 g weniger als früher.

Eine derartige Ernährung wird ihm dabei helfen, sein Gewicht zu halten und kein weiteres Fett anzulegen. Zum körperlichen Wachstum nimmt er genügend Vitamine und Mineralstoffe zu sich, und die Nährstoffverteilung ist in einem sehr guten Verhältnis. Von Vorteil ist auch, dass er zwischendurch keinen Heißhunger bekommt.

Vollwertig essen und trinken nach den Regeln der DGE

Vollwertig essen hält gesund, fördert Leistung und Wohlbefinden. Die Deutsche Gesellschaft für Ernährung (DGE) hat auf der Basis aktueller wissenschaftlicher Erkenntnisse 10 Regeln formuliert, die Ihnen helfen, genussvoll und gesund zu essen.

1. Vielseitig essen
Genießen Sie die Lebensmittelvielfalt. Merkmale einer ausgewogenen Ernährung sind abwechslungsreiche Auswahl, geeignete Kombination und angemessene Menge nährstoffreicher und energiearmer Lebensmittel.

2. Reichlich Getreideprodukte – und Kartoffeln
Brot, Nudeln, Reis, Getreideflocken, am besten aus Vollkorn, sowie Kartoffeln enthalten kaum Fett, aber reichlich Vitamine, Mineralstoffe, Spurenelemente sowie Ballaststoffe und sekundäre Pflanzenstoffe. Verzehren Sie diese Lebensmittel mit möglichst fettarmen Zutaten.

3. Gemüse und Obst – »Nimm 5« am Tag …

Genießen Sie 5 Portionen Gemüse und Obst am Tag, möglichst frisch und nur kurz gegart, oder auch eine Portion als Saft – idealerweise zu jeder Hauptmahlzeit und auch als Zwischenmahlzeit: Damit werden Sie reichlich mit Vitaminen, Mineralstoffen sowie Ballaststoffen und sekundären Pflanzenstoffen (zum Beispiel Carotinoiden, Flavonoiden) versorgt – das Beste, was Sie für Ihre Gesundheit tun können.

4. Täglich Milch und Milchprodukte

Ein- bis zweimal in der Woche Fisch; Fleisch, Wurstwaren sowie Eier in Maßen. Diese Lebensmittel enthalten wertvolle Nährstoffe, wie zum Beispiel Calcium in Milch, Jod, Selen und Omega-3-Fettsäuren in Seefisch. Fleisch ist wegen des hohen Beitrags an verfügbarem Eisen und an den Vitaminen B1, B6 und B12 vorteilhaft. Mengen von 300 bis 600 g Fleisch und Wurst pro Woche reichen hierfür aus. Bevorzugen Sie fettarme Produkte, vor allem bei Fleischerzeugnissen und Milchprodukten.

5. Wenig Fett und fettreiche Lebensmittel

Fett liefert lebensnotwendige (essenzielle) Fettsäuren, und fetthaltige Lebensmittel enthalten auch fettlösliche Vitamine. Fett ist besonders energiereich, daher kann zu viel Nahrungsfett Übergewicht fördern, möglicherweise auch Krebs. Zu viele gesättigte Fettsäuren fördern langfristig die Entstehung von Herz-Kreislauf-Krankheiten. Bevorzugen Sie pflanzliche Öle und Fette (z. B. Raps- und Sojaöl und daraus hergestellte Streichfette). Achten Sie auf unsichtbares Fett, das in Fleischerzeugnissen, Milchprodukten, Gebäck und Süßwaren sowie in Fastfood- und Fertigprodukten meist enthalten ist. Insgesamt 60 bis 80 g Fett pro Tag reichen aus.

6. Zucker und Salz in Maßen

Verzehren Sie Zucker und Lebensmittel bzw. Getränke, die mit verschiedenen Zuckerarten (z. B. Glukosesirup) hergestellt wurden, nur gelegentlich. Würzen Sie kreativ mit Kräutern und Gewürzen und wenig Salz. Bevorzugen Sie jodiertes Speisesalz.

7. Reichlich Flüssigkeit
Wasser ist absolut lebensnotwendig. Trinken Sie rund 1,5 Liter Flüssigkeit jeden Tag. Bevorzugen Sie Wasser – ohne oder mit Kohlensäure – und andere kalorienarme Getränke. Alkoholische Getränke sollten nur gelegentlich und nur in kleinen Mengen konsumiert werden.

8. Schmackhaft und schonend zubereiten
Garen Sie die jeweiligen Speisen bei möglichst niedrigen Temperaturen, soweit es geht, kurz, mit wenig Wasser und wenig Fett – das erhält den natürlichen Geschmack, schont die Nährstoffe und verhindert die Bildung schädlicher Verbindungen.

9. Nehmen Sie sich Zeit, genießen Sie Ihr Essen
Bewusstes Essen hilft, richtig zu essen. Auch das Auge isst mit. Lassen Sie sich Zeit beim Essen. Das macht Spaß, regt an, vielseitig zuzugreifen, und fördert das Sättigungsempfinden.

10. Achten Sie auf Ihr Gewicht, und bleiben Sie in Bewegung
Ausgewogene Ernährung, viel körperliche Bewegung und Sport (30 bis 60 Minuten pro Tag) gehören zusammen. Mit dem richtigen Körpergewicht fühlen Sie sich wohl und fördern Ihre Gesundheit.

Fakt ist und bleibt: Wer weniger isst, als er braucht, und sich mehr bewegt, als er muss, nimmt ab, Genetik hin oder her.

Religiöses Fasten

Das Fasten, die absichtliche Verweigerung von Nahrung, findet man in fast allen Religionen und auch schon in den Anfängen des Christentums. Religiöses Fasten bezweckt nicht, schlank oder gesund zu werden, sondern hat zum Ziel, aus der Leiblichkeit herauszutreten. Der Verzicht auf feste Nahrung spielt dabei auch eine symbolische Rolle. Die Abkehr von irdischen Gelüsten ist der Weg zur Reinigung, zur Buße und letztlich zu Gott.

Laut den Ordensregeln des heiligen Basilius (ca. 330–379) dient das Fasten der Vertreibung von Geistern. In den Ordensregeln des heiligen Augustinus (ca. 388) ist es ein Mittel, »den eigenen Körper und seine Begierden zu beherrschen« (Bourcillier, 1992). Auch Eremiten wie zum Bespiel St. Simeon Stylites (ca. 396–459) suchten im Fasten ihren Weg zu Gott.

Nicht immer nahm das Fasten ein gutes Ende. Hieronymus (347–420), bekannt für seine Bibelübersetzung, wurde zum »Guru« wohlhabender Römerinnen, die er zu einer asketischen Lebensführung anhielt. Nachdem sich ein zwanzigjähriges Mädchen zu Tode gefastet hatte – wohl der erste uns bekannte Todesfall durch gewolltes Hungern –, musste Hieronymus Rom verlassen und floh nach Bethlehem (Bemporad, 1997).

Sehr früh schon hat der Mensch seinen Körper auch als Last empfunden oder ihm wenig Vertrauen entgegengebracht. Für Plato etwa war das abstrakte Denken den sinnlichen Wahrnehmungen weit überlegen. Dass unser Körper Quelle allen Übels und sogar Hindernis auf dem Weg zur spirituellen Erfüllung ist, gehört zur Lehre des Gnostizismus und hat die folgenden Jahrhunderte geprägt.

Im Mittelalter wollten besonders Frauen ihren tiefen Glauben dadurch ausdrücken, dass sie nur sehr wenig Nahrung zu sich nahmen. Manchmal sah man es sogar als Wunder an, dass sie dieses strenge Fasten überlebten. Vom 13. bis 16. Jahrhundert sind 181 Fälle von »heiliger« Anorexie überliefert, die Mehrzahl davon aus Südeuropa. Viele dieser fastenden Frauen wurden heiliggesprochen, wie zum Beispiel Katharina von Siena (1347–1380).

Katharina war das 24. Kind eines wohlhabenden Geschäftsmannes und begann nach dem Tod ihrer beiden Lieblingsschwestern zu fasten. Sie hungerte gegen den Willen ihrer Eltern und betete fortwährend, sodass die Eltern ihr schließlich erlaubten, einem Orden beizutreten. »In der Zeit, in der ich die Ehre hatte, Zeuge ihres Lebens zu sein, lebte Katharina ohne jede Hilfe von Nahrung und Getränken«, schreibt ihr Beichtvater. »Sie entzog sich dem Schlaf und schlug sich mit einer Eisenkette. Askese, Entbehrungen und flagellantische Selbstkasteiung führten schließlich zu ihrem Tode im Alter von dreiunddreißig Jahren.« Unsicher ist, ob es sich bei Katharinas Fasten um eine Anorexie handelte oder um einen Ausdruck tiefer Religiosität (Brumberg, 1989). Allerdings sind bei ihr alle Symptome einer Anorexia nervosa vorhanden.

Zur Zeit der Reformation betrachtete man das »heilige« Fasten als ganz und gar unheilig, nämlich als Zeichen dafür, von Dämonen besessen zu sein (Keel & Klump, 2003). Hungernde Frauen galten, da sie ein von der Norm abweichendes Verhalten zeigten, sehr schnell als Hexen.

Im 17. und 18. Jahrhundert wurden junge Frauen, die Symptome der Magersucht aufwiesen, dann wieder zu »Wundern« erklärt (»miraculous maids«). So etwa Martha Taylor: Über mehrere Jahre aß sie fast gar nicht, was den englischen Arzt John Reynolds dazu brachte, nach einer medizinischen Erklärung für ihr langes Überleben zu suchen.

Fastende Frauen wurden zu Attraktionen, die viele Neugierige anzogen. Manche Familien verlangten sogar Eintritt. Anfang des 19. Jahrhunderts wurde eine angeblich seit Jahren fastende junge Frau, Sarah Jacob, als Lügnerin entlarvt und dem »Wunder« ein Ende gesetzt (Pewzner-Apeloig & Luaute, 2005). Heimlich hatten die Eltern ihre Tochter mit Essen versorgt. Als Krankenschwestern geschickt wurden, um das Mädchen zu überwachen, wurde Sarah nach sechs Tagen ohne Essen und Trinken so schwach, dass die Krankenschwestern den Vater baten, er möge den Arzt kommen lassen. Doch der Vater, ein Farmer aus Wales, weigerte sich – immerhin war seine Tochter zu einer lokalen Berühmtheit geworden. Vier Tage später starb Sarah an den Folgen ihrer Unterernährung (Bemporad, 1997).

Bulimie

Bereits in alten ägyptischen und persischen Handschriften findet man Beschreibungen von Essstörungen, die wir heute als »Bulimie« bezeichnen würden. Auch Schriftrollen von frühen chinesischen Dynastien beschreiben das Überessen wie auch das Hungern. Die alten Römer kitzelten sich anlässlich großer Gelage mit Federn am Gaumen oder nahmen Substanzen zu sich, um sich, nachdem sie sich der Völlerei hingegeben hatten, zu erbrechen. Dazu begaben sie sich in ein sogenanntes »Vomatorium«, eine Art Badezimmer, in dem sie sich ungestört übergeben konnten. Einmal den Magen entleert habend, konnten sie fröhlich weiterfeiern und sich vor allem wieder dem Speisen zuwenden.

Der Begriff »Bulimie« stammt von dem griechischen Wort »bulimia«, was so viel wie »unerträglicher Heißhunger« bedeutet. Der griechische Arzt Galen (129–199 n. Chr.) bezeichnete diese Störung als »kynos orexia« oder auch »Hundehunger«. Denn bei Hunden können spezielle Lebensumstände zum Erbrechen führen. Eine Mutterhündin würgt zum Beispiel Futter für ihre Welpen hervor. Manchmal reicht auch zu hastiges Herunterschlingen von Futter, um die Kaskade des Erbrechens auszulösen. Für Galen wurde Bulimie beim Menschen durch einen abnormalen Körpersaft verursacht, der einen starken Drang nach Nahrung und häufigem Essen hervorruft, kombiniert mit Erbrechen.

Auch im Talmud (400–500 n. Chr.), einem der bedeutendsten Schriftwerke des Judentums, kann man den Ausdruck »boolmut« finden. Damit wird ein Syndrom bezeichnet, bei dem eine Person so sehr von Hunger geplagt wird, dass ihre Fähigkeit, Nahrung zu beurteilen, aber auch Ereignisse wahrzunehmen, stark vermindert ist. Boolmut wurde als lebensbedrohlich angesehen (Blinder & Cadenhead, 1986).

Viele europäische Ärzte des 18. und 19. Jahrhunderts hielten die Bulimie für ein Symptom anderer Krankheiten (Forsyth, 1826). 1743 bezeichnete der Arzt James – wie schon Galen – »boulimus« als »caninus appetitus«. Nach zu vielem Essen würde man sich wie ein Hund erbrechen. Als eigenständige Erkrankung gilt die Bulimie erst seit 1970.

Boskind und White benutzten 1976 zum ersten Mal den Begriff »Bulimarexia«, um ein Essverhalten bei jungen Frauen zu beschreiben, bei denen sich Phasen von Völlerei mit Phasen von strengem Fasten abwechselten. Ihre Patientinnen litten an einem schwachen Selbstbewusstsein und standen unter dem Druck, ein perfektes weibliches Erscheinungsbild abzugeben.

Klinische Forschungsarbeiten führten 1980 zu einer Klassifizierung der Bulimie als eigenständiger Essstörung im DSM-III (Diagnostic and Statistic Manual of Mental Disorder[*]), unabhängig von der Anorexie.

---

[*] Dieses Handbuch listet diagnostische Kriterien zur Erkennung von psychiatrischen Krankheiten auf.

Magersucht

Der englische Arzt Richard Morton lieferte 1689 eine erste medizinische Beschreibung der Essensverweigerung einer jungen Frau ohne mystischen oder religiösen Hintergrund. Die zwanzigjährige Miss Duke hatte ihn wegen Appetitlosigkeit und Verdauungsstörungen aufgesucht. Morton hatte noch nie einen so abgemagerten Menschen gesehen: Miss Duke bestand nur noch aus Haut und Knochen. Seiner Meinung nach waren große Sorgen, Überbelastung und eine autoritäre Familie schuld an diesem kritischen Zustand, den er »nervöse Schwindsucht« nannte. Miss Duke schonte sich aber weiterhin nicht, studierte Tag und Nacht und starb schließlich nach einem Ohnmachtsanfall. Mortons genaue Angaben lassen erkennen, dass es sich bei der jungen Frau um eine magersüchtige Patientin handelte.

Doch erst zweihundert Jahre nach Mortons Beschreibung des Falls Miss Duke begann eine umfassende medizinische Auseinandersetzung mit der Magersucht. Sie wurde in der psychiatrischen Nosographie zu einem eigenen Krankheitsbild, das 1873 zwei Ärzte unabhängig voneinander beschrieben.

Der britische Arzt William Gull prägte als Erster den Begriff »Anorexia nervosa«, von griechisch »anorexia«, »Appetitlosigkeit«. Der Franzose Ernest-Charles Lasègue nannte dieselbe Störung »hysterische Anorexia«. Lasègue legte den Schwerpunkt seiner Betrachtungen auf die Interaktion seiner Patientinnen mit ihren Familien.

Im 19. Jahrhundert verließen die Kinder der Mittelschicht erst spät das Elternhaus. Da sie sich sehr lange in Abhängigkeit von ihren Eltern befanden, wurde die Eltern-Kind-Beziehung stark strapaziert. Die Mahlzeiten waren wichtige Momente im familiären Tagesablauf, und vor allem die Töchter brachten ihre Gefühle und Probleme in ihrem Essverhalten zum Ausdruck (Brumberg, 1989).

Beispiele dafür, dass junge Frauen hungerten, um sich dem Willen ihrer Eltern zu widersetzen, gibt es allerdings bereits seit dem Mittelalter: Als die heilige Kümmernis, Tochter eines heidnischen Königs von Portugal, dem König von Sizilien als Frau versprochen wurde, obwohl sie ihr Leben Christus geweiht hatte, betete sie, in der Hoffnung, dadurch ihre Schönheit zu verlieren. Als sie darüber hinaus das Essen verweigerte, verschwanden allmählich ihre weiblichen Formen, und Körperhaare wuchsen. Mit der Zeit wurde sie so hässlich, dass ihr zukünftiger Gemahl sein Heiratsangebot zurückzog. Daraufhin ließ ihr Vater sie kreuzigen. Dreihundert Jahre später hungerte sich Margaret, die Tochter eines ungarischen Königs, lieber zu Tode, als dem Willen des Vaters zu folgen und zu heiraten.

Obwohl Gull und Lasègue überzeugt waren, dass psychopathologische Faktoren die Anorexie verursachten, wurde sie weiterhin jahrelang wie eine körperliche Erkrankung behandelt. U.a. glaubte man, dass eine Fehlfunktion der Hypophyse, also einer Hormondrüse, die Anorexie verursache oder dass sie eine Form von Tuberkulose sei. Oft wurde sie auch mit der Melancholie verwechselt. Erst um 1930 herrschte unter den Spezialisten weitgehende Einigkeit, dass die Magersucht psychisch und emotional bedingt ist.

Kultur und Essstörungen

Nicht überall auf der Welt sind Anorexie und Bulimie so verbreitet wie in den westlichen Industrieländern. In Indien zum Beispiel treten Essstörungen eher selten auf, und wenn, dann haben sie religiöse Ursachen: Es geht um den Wunsch nach Reinheit.

Der Forscher Burton-Bradley, der 23 Jahre lang die Bevölkerung von Papua-Neuguinea studierte, fand unter 3 Millionen Menschen keinen einzigen Fall von Essstörung. Von den 60.000 psychiatrischen Einlieferungen in Malaysia innerhalb von neun Jahren gab es nur 30 Fälle von Magersucht – und diese waren vorwiegend wohlhabende chinesische Frauen. Auch in Südamerika sind Essstörungen weitgehend ungekannt, desgleichen in Lateinamerika, wo es fast keine Vorfälle gibt. Nur in

Brasilien, Argentinien und Chile wurden Essstörungen in den letzten Jahren behandelt.

Auf dem afrikanischen Kontinent sind Essstörungen ebenfalls kein Problem – mit Ausnahme von Südafrika, wo in den letzten zwanzig Jahren Essstörungen, insbesondere Magersucht, vermehrt bei dunkelhäutigen Studenten beobachtet wurden (LeGrange & al., 1998). Der Forscher Dolan fand 1991 nur zwei Fälle von Anorexie in Afrika, und eine dieser Patientinnen hatte während ihrer Kindheit in England gelebt.

Warum häufen sich also gerade in Europa und Nordamerika Fälle von Essstörungen? Welcher Faktor ebnet Anorexie oder Bulimie hier den Weg? Forschungen haben ergeben, dass es vor allem das von der westlichen Kultur transportierte Schönheitsideal ist. Im Klartext: Essstörungen treten vor allem dort auf, wo das Ideal eines schlanken Körpers vorherrscht und von den Medien und der Werbung propagiert wird. Und das passiert vorwiegend in den westlichen Industrieländern. Seit Neuestem leiden auch in Japan immer mehr Jugendliche an Magersucht, weil sie vom westlichen Schönheitsideal beeinflusst werden. Auch ägyptische Studentinnen halten einen dünnen Körper plötzlich für schöner.

Die westlichen Gesellschaften sind dem Schlankheitswahn verfallen: Schlanke, teils spindeldürre Models zieren Illustrierte und Werbeplakate und werden zu Ikonen stilisiert. Von diesem Schönheitsideal fühlen sich besonders Frauen unter Druck gesetzt, weil sie – mehr als Männer – ihre Identität auch von ihrem Körper herleiten. Der äußere Eindruck und das Zur-Schau-Gestellte sind zu dem geworden, was zählt: Wer wir sind und für wen wir gehalten werden, hängt immer mehr von unserem Äußeren ab. Und deshalb wollen wir gefallen. Aus diesem Grund achten mittlerweile auch Männer stärker auf ihren Körper.

Jugendliche laufen besonders Gefahr, von gängigen Schönheitsidealen beeinflusst zu werden. Ihre psychische und kulturelle Identität entwickelt sich in der Pubertät. Zugleich verändert sich während dieser Zeit auch ihr Körper. Sie fühlen sich unsicher und sind daher umso empfänglicher für Einflüsse von außen. In dem Prozess der Selbstfindung orientieren sie sich verstärkt an Idolen wie Sängern oder Schauspielern, an der Werbung oder an Tipps in den Medien, wie man sich anziehen und wie man aussehen sollte, um von Gleichaltrigen anerkannt zu werden.

Models, Tänzerinnen Jockeys und Wrestlers gehören ebenso zu den Risikogruppen für Essstörungen, da sie aus beruflichen Gründen schlank sein müssen (Miller & Pumariega, 2001). Erst die Schlagzeilen nach dem Tod von Models, die an Magersucht starben, haben die Modebranche aufgerüttelt. Seitdem engagieren einige Designer nur noch Models mit einem BMI über 18. So muss ein Model mit einer Körpergröße von 1,75 Metern mindestens 56 Kilogramm wiegen. Liege der BMI unter 16, so z. B. der Veranstalter der Madrider Modewoche, müsse man von Magersucht oder Bulimie ausgehen. Doch auch dies ändert wenig an der Gleichung »schlank = schön«, die bereits zur Norm geworden ist.

Der Einfluss der westlichen Kultur und ihrer Werte auf unser Essverhalten scheint mitunter sehr massiv zu sein. Dies wurde auch in einer Studie über junge asiatische Studenten deutlich, die kurz nach ihrer Ankunft in den USA magersüchtig wurden (Kope & Sack, 1989). Der Kulturschock könnte die Entwicklung dieser Erkrankung beschleunigt haben. Interessant ist auch, dass in vielen nicht-westlichen Ländern, in denen mollige Frauen als attraktiv und schön gelten, Essstörungen sehr selten auftreten. Die runden weiblichen Formen bedeuten dort Fruchtbarkeit, Erfolg und wirtschaftliche Sicherheit für die Familie (Nasser, 1988). Im Sudan erhöhen sie außerdem die sexuelle Attraktivität einer Frau.

Dennoch gibt es Frauen aus Asien, Indien, Pakistan und arabischen Ländern, die unter Essstörungen leiden und Angst haben, zu dick zu sein (Hill & Bhatti, 1995). Doch all diese Frauen leben in westlichen Ländern, wo sich ihre Vorstellung von Schönheit offenbar komplett gewandelt hat. Ein solcher Wandel im Schönheitsideal wird sich voraussichtlich auch in den Entwicklungsländern im Zuge der Industrialisierung beobachten lassen. In naher Zukunft kann man auch dort mit dem vermehrten Auftreten von Essstörungen rechnen (Miller & Pumariega, 2001).

Schönheitsideale durch die Jahrhunderte

Die Frage, was Schönheit ist, ist im Lauf der Zeiten sehr unterschiedlich beantwortet worden. In der Steinzeit hatte man offenbar eine Vorliebe für voluminöse Bäuche und Hinterteile, große, hängende Brüste und dicke Beine. Bei den alten Ägyptern galt Kleopatra als Inbegriff weiblicher Schönheit. Bäder in Esels- oder Stutenmilch, sorgfältige Hautreinigung und Kosmetik als Schutz gegen die sengende Sonne, Sand und Fliegen, die Krankheiten übertragen konnten, waren nur einige von vielen Maßnahmen zum Erhalt und zur Erhöhung von Kleopatras Schönheit. Im Griechenland zur Zeit Homers empfand man weiße Haut bei Frauen und einen dunklen Teint bei Männern als schön und anziehend. Als wichtigstes Kriterium galt jedoch die Ausgewogenheit der körperlichen Proportionen. Dieses Ideal hat die abendländische Kultur entscheidend geprägt.

Die Römer kultivierten Schönheit und Wohlbefinden mit Massagen, Bädern oder Make-up wie Lippenstift oder Wimperntusche. Doch mit dem stärker werdenden Einfluss des Christentums waren Schminke und übertriebene Körperpflege bald als heidnisch verschrien, und nach dem Fall des Römischen Reiches wurde der natürlich blasse Teint als schön angesehen.

Auch im Mittelalter mied man die Sonne, so gut es ging. Frauen schreckten auch nicht vor regelmäßigen Aderlässen und giftigem Bleiweiß zurück, um ihren Teint aufzuhellen. Andererseits wurden sehr schöne Frauen von der damaligen Gesellschaft verachtet, denn Adam war immerhin auf eine schöne Verführerin namens Eva hereingefallen. Gemälde aus dieser Zeit zeigen eher androgyne Frauen ohne üppige Proportionen. Sich zu waschen galt damals übrigens als un-christlich. Puder und Parfum ersetzten Wasser und Seife. Über-triebene Hygiene wurde sogar als Wegbereiter für die Pest an-gesehen.

In der Renaissance wurden die antiken Kulturen und deren Schönheitsideale wiederentdeckt. Nicht mehr das Schöne, son-dern das Hässliche galt nunmehr als gefährlich und diabolisch. Kurvenreiche weibliche Formen, wie man sie von den Gemäl-den des Malers Peter Paul Rubens kennt, waren »in« und sym-bolisierten Fruchtbarkeit und Mütterlichkeit. Auch schrieb man Frauen, die gerne und viel aßen, einen großen sexuellen Appetit zu. Es war auch keine Sünde mehr, sich seinem Körper zu widmen – dennoch war Hygiene ein Fremdwort. Warum sich waschen, wenn Puder und Parfum den Körper verschö-nern können? In ganz Versailles, dem Schloss des Sonnenkö-nigs Ludwig XIV., benötigte man deshalb auch nur zwei Bade-zimmer und keine einzige Toilette.

Der üppige barocke Typ wurde von der Sanduhr-Figur abge-löst: enge Taille, voller Busen und runder Po. Im Viktoriani-schen Zeitalter kam dann der schmale Frauentyp in Mode, und sich zu schminken galt als unmoralisch. Während die Männer Puder und Perücke ablegten, zwängten sich die Frauen in enge Korsetts.

Nach dem Zweiten Weltkrieg galten Frauen mit kurvenrei-chen Figuren wie Marilyn Monroe als schön und verführe-risch, doch die Frauenbewegung brachte wiederum einen an-drogynen Frauentyp hervor, zu dessen Ikone das Mannequin Twiggy in den 60er Jahren wurde. An dieses Schönheitsideal hungern sich Millionen von Frauen bis heute heran.

Es mutet seltsam an, dass gerade in Zeiten eines Überflusses an Nahrung das Diktat des schlanken Körpers herrscht. Doch vieles an diesem Überfluss – Schokoriegel und Limonade am Automaten, Fastfood an jeder Ecke – ist eigentlich überflüssig. Einen Lebensstil zu pflegen, bei dem man sich weder dem Gebot zur Askese unterwirft noch im Überfluss schwelgt, bietet sich daher als vernünftigster Weg und gesündeste Einstellung an.

Anhang

Adressen für stationäre Therapieeinrichtungen

Folgende stationäre Therapieeinrichtungen (nach Postleitzahlen aufsteigend geordnet) werden von der Deutsche Adipositas-Gesellschaft empfohlen. Mehr Informationen sowie Adressen von ambulanten Therapieeinrichtungen finden Sie unter: www. adipositas-gesellschaft.de und www.adipositas-online.info.

Kinder-Reha-Klinik Bad Kösen GmbH & Co. KG
Am Nicolausholz
Elly-Kutscher-Straße 16
06628 Bad Kösen
Tel.: 034 463/431 51
Fax: 034 463/437 77
Homepage: www.rehaklinik.de
E-Mail: G.Kreisel@uglielje.de
Ansprechpartner: Chefarzt Dr. Andreas van Eqmond-Fröhlich

Zielgruppe: Kinder und Jugendliche (4 bis 18 Jahre) mit Adipositas und Folge-erkrankungen oder extremer Adipositas
Die in der Regel 6-wöchige stationäre Behandlung erfolgt nach den Leitlinien der AGA und der Fachgesellschaft Rehabilitation im Kindes- und Jugendalter. Zertifizierte Schulungseinrichtung der Konsensusgruppe Adipositasschulung (KgAS). Die Elternschulung erfolgt in Wochenendseminaren oder als Begleitelternschulung (bis ca. 8 Jahre). Eine konzeptuell abgestimmte, parallele 4-wöchige Adipositasrehabilitation eines Elternteils an der 200 Meter entfernten Saale-Reha-Klinik II erfolgt mit gemeinsamen Schulungsanteilen. Die Behandlung von komorbiden Störungen ist durch die Hauptindikationen Diabetes mellitus, Orthopädie (Konsile der Saale Reha II) und fachübergreifende Psychosomatik sichergestellt. Sicherung der Ergebnisqualität im Rahmen der multizentrischen ASRA-Studie und durch APV. Die vier eigenen Dozenten bilden gemeinsam mit dem SPZ der Charité Berlin eine Adipositasakademie der KgAS.

Inselklinik Heringsdorf GmbH
Haus Gothensee
Setheweg 11
17424 Seeheilbad Heringsdorf
Tel.: 038378/78 05 61
Fax: 038378/78 04 44
Homepage: www.inselklinik.de
E-Mail: inselklinik.nitsch@medigreif.de
Ansprechpartnerin: Frau Nitsch

In der Inselklinik werden regelmäßig Kurse für Patienten mit Übergewicht und Adipositas nach den Richtlinien der »Arbeitsgemeinschaft Adipositas im Kindes- und Jugendalter« durchgeführt.

Klinik am Korso
Fachzentrum für gestörtes Essverhalten
Ostkorso 4
32545 Bad Oeynhausen
Tel.: 05731/181-0
Fax: 05731/181-1118
Homepage: www.klinik-am-korso.de
E-Mail: info@klinik-am-korso.de
Ansprechpartner: Chefarzt Dr. med. G. E. Jacoby, Oberarzt Dr. med. U. Rau

Zielgruppe: 14- bis 17-jährige essgestörte und adipöse Patienten
Das störungsspezifische psychodynamische Behandlungskonzept beinhaltet medizinische, ernährungstherapeutische, bewegungstherapeutische und vor allem psychotherapeutische Maßnahmen. Die Psychotherapie ist sowohl symptomspezifisch als auch an psychosozialen Zusammenhängen orientiert. Adipöse Patienten werden zusammen mit Bulimiepatienten und Magersüchtigen in einer therapeutischen Gemeinschaft behandelt. Ressourcenorientiertes Vorgehen unterstützt die Selbstheilungskräfte, stärkt die soziale Kompetenz und verbessert das Selbstwertgefühl.

Parkland-Klinik
Im Kreuzfeld 6
34537 Bad Wildungen
Tel.: 05 621/706-649
Fax: 05 621/706-733
Homepage: www.parkland-klinik.de
E-Mail: maria.teuber@parkland-klinik.de
Ansprechpartnerin: Maria Teuber, Oberarztsekretariat

Zielgruppe: Erwachsene, Jugendliche von 14 bis 17 Jahren
Die Parkland-Klinik kombiniert in ihrer Adipositastherapie verschiedene Bausteine:
– *Gruppengespräche: Information, Verhaltensanalyse, Übungen zur Veränderung problematischer Verhaltensweisen, Verbesserung der sozialen Kompetenz, Genusstraining*
– *Einzeltherapie: individuelle Betreuung*
– *konzentrative Bewegungstherapie: den eigenen Körper neu erleben*
– *Ernährungsberatung/Lehrküche: Information über Nahrungsmittel und Essen, gemeinsame Zubereitung von Mahlzeiten*
– *Sport und Krankengymnastik: wieder in Bewegung kommen, Freude an körperlicher Aktivität (wieder-)gewinnen*
– *medizinische Begleitung: bei Folge- und Begleiterkrankungen*
– *für Jugendliche: 8-wöchiges Gruppenprogramm*

**Rotes Kreuz Krankenhaus Frankfurt am Main/
Chirurgische Praxis am Dornbusch**
Eschersheimer Landstraße 248
60320 Frankfurt/Main
Tel.: 069/95 63 26 74
Fax: 069/95 63 26 75
Homepage: www.dornbuschklinik.com
E-Mail: dornbuschklinik@yahoo.de
Ansprechpartner: Dr. Blanco Engert, PD Dr. Matkowitz

Last-Line-Therapie – Versagen der konservativen Maßnahmen
Ambulantes und stationäres interventionelles Adipositaszentrum (High Volume Center) mit Schwerpunkt interventionelle Adipositastherapie (Magenballon,

Magenband, Roux-en-Y-Bypass, biliopankreatische Diversionen), Follow-up-Center Magenbandeinstellungen, Nachsorgezentrum für interventionelle Adipositastherapie.

medinet Spessart-Klinik Bad Orb GmbH
Würzburger Straße 7–11
63619 Bad Orb
Tel.: 06 052/87-420
Fax: 06 052/87-400
Homepage: www.spessart-klinik.de
E-Mail: dr.claussnitzer@spessartklinik.de

Zielgruppe: Kinder, Jugendliche, junge Erwachsene
Die medinet Spessart-Klinik bietet neben stationären Rehabilitationsbehandlungen auch ein ambulantes Schulungsprogramm für Kinder/Jugendliche und ihre Eltern an und hat ein Adipositasnetzwerk gegründet:

Adipositasnetzwerk Hessen e. V.
Tel.: 06 052/87-550
Homepage: www.adipositas-hessen.de
E-Mail: s.woll@spessartklinik.de
Ansprechpartnerin: Frau Woll

Klinik für Kinder- und Jugendmedizin GPR-Klinikum
August-Bebel-Straße 59
65428 Rüsselsheim
Tel.: 06 142/88 16 61 oder 88 14 47
Homepage: www.gp-ruesselsheim.de
E-Mail: kinderklinik@gp-ruesselsheim.de
Leitung: Dr. Bernd Zimmer
Ansprechpartnerin: Christine Nolle-Schmid

ADIPOSITAS-SCHULUNG

Klinik Schönsicht

Oberkälberstein 1–11
83471 Berchtesgaden
Tel.: 08 652/60 04-0
Fax: 08 652/60 04-193
Homepage: www.klinikschoensicht.de
E-Mail: info@klinikschoensicht.de
Ansprechpartnerin: Frau Puskaric

Zielgruppe: Kleinkinder, Schulkinder, Jugendliche
4- bis 8-wöchige stationäre Aufenthalte, in begründeten Einzelfällen auch Behandlungszeiten bis zu 12 Wochen. Mitaufnahme von erwachsenen Begleitpersonen, die im Rahmen der Klinikindikationen auch selbst Patienten sein können. Die Adipositas und ihre Komorbiditäten werden durch optimierte Mischkost, Bewegungsprogramm, Verhaltenstherapie und theoretische und praktische Schulung behandelt.

Adipositas-Rehazentrum Insula

Insulaweg 8
83483 Bischofswiesen/Strub
Tel.: 08 652/59-522
Fax: 08 652/59-225
Homepage: www.insula.de
E-Mail: insula-xxl@dw-hohenbrunn.de
Ärztliche Leitung: Dr. med. Wolfgang Siegfried
Patientenverwaltung: Doris Angerer

Zielgruppe: Jugendliche ab 12 und junge Erwachsene (deutsch und englisch)
Im Rehazentrum Insula werden Jugendliche ab 12 und junge Erwachsene mit Adipositas ab BMI 30 über 6 bis 9 Monate behandelt. Psychotherapie, Ernährungstherapie, ärztliche Beratung, Sporttherapie und erlebnispädagogische Maßnahmen führen zu einer durchschnittlichen Gewichtsabnahme von 1,3 kg pro Woche und einem Langzeiterfolg von 32,7 Prozent zwei Jahre nach Entlassung. Therapiebegleitend werden regulärer Schulbesuch, berufsorientierende Praktika, EDV- und Sprachkurse angeboten. Elternseminare beziehen die Familie

in die Therapie mit ein. Über die Internetplattform www.web-bikers.de werden weiterer Kontakt, Ernährungsberatung und gemeinsames Training mit dem Reha-zentrum ermöglicht. Sicherung der Ergebnisqualität durch APV (www.a-p-v.de).

Fachkliniken Wangen
Rehabilitationskinderklinik
Am Vogelherd 14
88 239 Wangen im Allgäu
Tel.: 07 522/797–1260
Fax: 07 522/797–1117
Homepage: www.fachkliniken-wangen.de
E-Mail: abaumann@wz-kliniken.de
Ansprechpartner: Klinikleiter Alwin Baumann

Zielgruppe: Kleinkinder, Kinder und Jugendliche
In der Rehabilitationskinderklinik der Fachkliniken Wangen im Allgäu werden Kleinkinder, Kinder und Jugendliche mit Adipositas zur stationären Rehabilitati-on für 4 bis 10 Wochen aufgenommen. Bei Kleinkindern nimmt als Begleitperson die Mutter oder der Vater teil. Basis des Konzeptes ist es, neben der Veränderung in der Ernährung und in der Bewegung auch die psychosozialen Probleme zu be-achten.

Universitätsklinik für Kinder- und Jugendmedizin Ulm
Eythstraße 24
89075 Ulm
Tel.: 0731/500-57 402

Ernährungsberatung

Miriam Eisenhauer, B.Sc., Fachrichtung Oecotrophologie
Ernährungsberaterin/DGE
Jahnstraße 8
60318 Frankfurt/Main
Tel.: 069/13 02 48 58
Homepage: www.ernaehrungsberatung-eisenhauer.de
E-Mail: info@ernaehrungsberatung-eisenhauer.de; ernaehrungsberatung.eisen-
hauer@gmx.de

Auf der Homepage der Deutschen Gesellschaft für Ernährung (www.dge.de) finden Sie Anschriften weiterer qualifizierter ErnährungberaterInnen/DGE *nach Postleitzahlen*: www.dge.de/modules.php?name=adress

Die Fortbildung basiert auf dem Curriculum Ernährungsberatung DGE und erfüllt die von den Krankenkassen geforderte Anbieterqualifikation. Somit können die Leistungen der aufgeführten Ernährungsfachkräfte von den Krankenkassen bezuschusst werden.

Literaturnachweise

American Heart Association: Gidding, S. S., Dennison, B. A., Birch, L. L., Daniels, S. R., Gilman, M. W., Lichtenstein, A. H., Rattay, K. T., Steinberger, J., Stettler, N., Van Horn, L.: *Dietary recommendations for children and adolescents. A guide for practitioners.* In: Pediatrics, 117, 2/2006, 544–559.

Arenz, S., Rückerl, R., Koletzko, B. & al.: *Breast-feeding and childhood obesity – a systematic review.* In: Int J Obes Relat Metab Disord, 28/2004, 1247–1256.

Astrup, A.: Super-sized and diabetic by frequent fast-food consumption? In: Lancet, 1/2005, 4–5.

Bakhru, H. K.: *Foods that heal.* Delhi: Orient Paperbacks 1996.

Barsh, G. S., Farooqi, I. S., O'Rahilly, S.: *Genetics of body-weight regulation.* In: Nature, 4/2000, 644–651.

Batsell, W. R., Brown, A. S., Ansfield, M. E., Paschall, G. Y.: *»You will eat all of that!« A retrospective analysis of forced consumption episodes.* In: Appetite, 6/2002, 211–219.

Bemporad, J. R.: *Cultural and historical aspects of eating disorders.* In: Theor Med, 12/1997, 401–420.

Blinder, B. J., Cadenhead, K.: *Bulimia. A historical overview.* In: Adolesc Psychiatry, 13/1986, 231–240.

Botenstoffe aus dem Bauchfett schaden den Arterien. In: Deutsche Ärzte Zeitung, 63, 4/2006, 11.

Bös, K.: *Motorische Kompetenzen von Kindern und Jugendlichen.* In: Ernährungs-Umschau, 9/2004, 355 f.

Bouchard, C.: *Genetics of human obesity: recent results from linkage studies.* In: J Nutr 9/1997, 1887S-1890S.

Bourcillier, P.: *Magersucht und Androgynie.* Steinhäuser 1992.

Bowman, S. A., Gortmaker, S. L., Ebbeling, C. B., Pereira, M. A., Ludwig, D. S.: *Effects of fast-food consumption on energy intake and diet quality among children in a national household survey.* In: Pediatrics, 1/2004, 112–118.

Britz, B., Siegfried, W., Ziegler, A., Lamertz, C., Herpertz-Dahlmann, B. M., Remschmidt, H., Wittchen, H. U., Hebebrand, J.: *Rates of psychiatric disorders in a clinical study group of adolescents with extreme obesity via a population based study.* In: Int J Obes, 24/2000, 1707–1714.

Brockhaus Ernährung: *Gesund essen, bewusst leben.* Leipzig, Mannheim: F. A. Brockhaus 2001.

Brownell, K. D.: *Fast-food and obesity in children.* In: Pediatrics, 113/2004, 132.

Brüggemann, I., Oberritter, H.: *Leichter, aktiver, gesünder. Tipps für Ernährung und Sport bei Babyspeck und mehr.* Köln: Moeker Merkur Druck GmbH 2003.

Burdette, H., Whitaker, R. C.: *Obesity in preschool children: A national study of neighbourhood safety, outdoor play, television viewing.* In: Pediatrics, 116/2005, 657.

Castillo, R. J.: *Culture and mental illness: A client-centered approach.* Pacific Grove, CA: Brooks/Cole 1997, 149–156.

Cohen, N. M.: *The emergence of health and social inequalities in the archaeological record.* In: Strickland, S. S., Shetty, P. S. (eds.): Human biology and social inequality. Cambridge: Cambridge University Press 1998, 249–271.

Committee on School Health: *Soft drinks in schools.* In: Pediatrics, 113/2004, 152–154.

Coulson, N. S., Eiser, C., Eiser, J. R.: *Diet, smoking, and exercise: Interrelationships between adolescent health behaviours.* In: Child Care Health Dev, 5/1997, 207–216.

Cutting, T. M., Fisher, J. O., Grimm-Thomas, K., Birch, L. L.: *Like mother, like daughter: Familial patterns of overweight are mediated by mothers' dietary disinhibition.* In: Am J Clin Nutr, 4/1999, 608–613.

Dämon, S., Widhalm, K.: *Fastfood, Snacks und Übergewicht bei Kindern und Jugendlichen.* In: Journal für Ernährungsmedizin (Ausgabe für Österreich), 7(1)/2005, 6–9.

Dennison, B. A., Erb, T. A., Jenkins, P. L.: *Television viewing and television in bedroom associated with overweight risk among low-income preschool children.* In: Pediatrics, 6/2002, 1028–1035.

Dennison, B. A., Rockwell, H. L., Nichols, M. J., Jenkins, P.: *Children's growth parameters vary by type of fruit juice consumed.* In: J Am Coll Nutr, 8/1999, 346–352.

Dennison, B. A., Rockwell, H. L., Baker, S. L.: *Excess fruit juice consumption by preschool-aged children is associated with short stature and obesity.* In: Pediatrics, 1/1997, 15–22.

Desai, M., Gayle, D., Babu, J., Ross, M. G.: *Programmed obesity in intrauterine growth-restricted newborns: Modulation by newborn nutrition.* In: Am J Physiol Regul Integr Comp Physiol, 1/2005, 91–96.

Deutsche Apotheker Zeitung, 8/2006, 87 f.

Deutsche Gesellschaft für Ernährung (DGE) (Hrsg.): *Ernährungsbericht 2004. Mit Förderung des Bundesministeriums für Verbraucherschutz, Ernährung und Landwirtschaft. Rheinbreitbach*: MedienHaus Plump 2004.

Deutsche Gesellschaft für Ernährung (DGE) (Hrsg.): *Ernährungsbericht 2000.* Im Auftrag des Bundesministeriums für Gesundheit und des Bundesministeriums für Ernährung, Landwirtschaft und Forsten. Frankfurt/Main: Druckerei Heinrich 2000.

Deutsche Gesellschaft für Ernährung (DGE), Österreichische Gesellschaft für Ernährung (ÖGE), Schweizerische Gesellschaft für Ernährungsforschung (SGE) und Schweizerische Vereinigung für Ernährung (SVE) (Hrsg.): *Referenzwerte für die Nährstoffzufuhr.* Frankfurt/Main: Umschau Braus GmbH Verlagsgesellschaft, 2. korr. Nachdruck 2001.

Diehl, J. M.: *Nahrungspräferenzen 10- bis 14-jähriger Jungen und Mädchen.* In: Schweiz Med Wochenschr, 129/1999, 151–161.

Dolan, B.: *Cross cultural aspects of anorexia and bulemia*: A review. In: Int J Eating Disorders, 10/1991, 67–78.

Ebbeling, C. B., Pawlaw, D. B., Ludwig, D. S.: *Childhood obesity: Public-health crisis, common sense cure.* In: Lancet, 360/2002, 473–482.

Faith, M. S., Dennison, B. A., Edmunds, L. S., Stratton, H. H.: *Fruit juice intake predicts increased adiposity gain in children from low-income families: Weight status-by-environment interaction.* In: Pediatrics, 11/2006, 2066–2075.

Faith, M. S., Berkowitz, R. I., Stallings, V. A., Kerns, J., Storey, M., Stunkard, A. J.: *Parental feeding attitudes and styles and child body mass index: Prospective analysis of a gene-environment interaction.* In: Pediatrics, 10/2004, e429–436.

Faith, M. S., Keller, K. L., Johnson, S. L., Pietrobelli, A., Matz, P. E., Must, S., Jorge, M. A., Cooperberg, J., Heymsfield, S. B., Allison, D. B.: *Familial aggregation of energy intake in children.* In: Am J Clin Nutr, 5/2004, 844–850.

Farooqi, I. S., O'Rahilly, S.: *Genetic factors in human obesity.* In: Obes Rev, 3/2007, Suppl 1, 37–40.

Farrow, C., Blissett, J.: *Does maternal control during feeding moderate early infant weight gain?* In: Pediatrics, 8/2006, e293–298.

Field, A. E., Austin, S. B., Taylor, C. B., Malspeis, S., Rosner, B., Rockett, H. R., Gillman, M. W., Colditz, G. A.: *Relation between dieting and weight change among preadolescents and adolescents.* In: Pediatrics, 10/2003, 900–906.

Gilbert, S., Thompson, J. K.: *Feminist explanations of the development of eating disorders: Common themes, research findings, and methodology issues.* In: Clinical Psychology: Science and Practice, 3/1996, 183–202.

Gillman, M. W., Rifas-Shiman, S. L., Frazier, A. L., Rockett, H. R., Camargo jr., C. A.,

Field, A. E., Berkey, C. S., Colditz, G. A.: *Family dinner and diet quality among older children and adolescents*. In: Arch Fam Med, 9/2000, 235–240.

Harder, T., Bergmann, R., Kallischnigg, G., Plagemann, A.: *Duration of breastfeeding and risk of overweight: A meta-analysis*. In: American Journal of Epidemiology,162(5)/2005, 397–403.

Harnack, L., French, S.: *Fattening up on fast food*. In: J Am Diet Assoc, 10/2003, 1296 f.

Hill, A. J., Bhatti, R.: *Body shape perception and dieting in preadolescent British Asian girls: Links with eating disorders*. In: Int J Eat Disord, 3/1995, 175–183.

Holtmeier, H: *Gesunde Ernährung von Kindern und Jugendlichen*. Stuttgart, New York: Thieme 1988.

Isganaitis, E., Lustig, R. H.: *Fast food, central nervous system insulin resistance, and obesity*. In: Arterioscler Thromb Vasc Biol, 12/2005, 2451–2462.

Jerk, I., Widhalm, K.: *Nährstoffzufuhr von morbid-obesen Jugendlichen*. In: Aktuel Ernaehr Med, 25/2000, 118–124.

Johnson, S. L.: *Improving preschoolers' self-regulation of energy intake*. In: Pediatrics, 12/2000, 1429–1435.

Katzman, M. A., Lee, S.: *Beyond body image: The integration of feminist and transcultural theories in the understanding of self starvation*. In: Int J Eat Disord, 12/1997, 385–394.

Kersting, M., Alexy, U.: *optimiX. Empfehlungen für die Ernährung von Kindern und Jugendlichen*. Forschungsinstitut für Kinderernährung Dortmund. Köln: Moeker Merkur Druck GmbH, 2. überarb. Aufl. 2002.

Kope, T. M., Sack, W. H.: *Anorexia nervosa in Southeast Asian refugees: A report on three cases*. In: J Am Acad Child Adolesc Psychiatry, 9/1987, 795 ff.

Krämer, A.: *World Championship 2006 in Germany: Sponsorship through Coca-Cola, McDonald's, Anheuser-Busch*. In: Eur J Public Health, 12/2006, 682.

Kries, R. v., Toschke, A. M., Koletzko, B., Slikker jr., W.: *Maternal smoking during pregnancy and childhood obesity*. In: Am J Epidemiol, 11/2002, 954–961.

Le Grange, D., Telch, C. F., Tibbs, J.: *Eating attitudes and behaviors in 1.435 South African Caucasian and non-Caucasian college students*. In: Am J Psychiatry, 6/1999, 981 f.

Lederman, S. A., Sharon, R., Akabas, B. J., Moore, M., Bentley, E., Devaney, B., Gillman, M. W., Kramer, M. S., Mennella, J. A., Ness, A., Wardle, J.: *Summary of the presentations at the Conference on Preventing Childhood Obesity, December 2003*. In: Pediatrics, 10/2004, 1146–1173.

Lévi-Strauss, C.: *Le cru et le cuit est une œuvre de l'ethnologue publiée.* Paris: Librairie Plon 1964.

Li, L., Parsons, T. J. Power. C.: *Breast feeding and obesity in childhood: Cross sectional study.* In: BMJ, 10/2003, 904 f.

Lobstein, T., Dibb, S.: *Evidence of a possible link between obesogenic food advertising and child overweight.* In: Obes Rev, 8/2005, 203–208.

McDonald's Food and Nutrion Facts: www.mcdonalds.com/countries/usa/fodd/index.html. Accessed March 6, 2003.

Mennella, J. A., Kennedy, J. M., Beauchamp, G. K.: *Vegetable acceptance by infants: Effects of formula flavors.* In: Early Hum Dev, 7/2006, 463–468.

Mennella, J. A., Turnbull.,B., Ziegler, P. J., Martinez, H.: *Infant feeding practices and early flavor experiences in Mexican infants:* An intra-cultural study. In: J Am Diet Assoc, 6/2005, 908–915.

Mennella, J. A., Beauchamp, G. K.: *Flavor experiences during formula feeding are related to preferences during childhood.* In: Early Hum Dev, 6/2002, 71–82.

Miller, M. N., Pumariega, A. J.: *Culture and eating disorders: A historical and cross-cultural review.* In: Psychiatry, 64(2)/2001, 93–110.

Nasser, M.: A prescription of vomiting: *Historical footnotes.* In: Int J Eat Disord, 1/1993, 129–131.

Ong, K. K., Ahmed, M. L., Emmett, P. M. & al.: *Association between postnatal catch-up growth and obesity in childhood: Prospective cohort study.* In: BMJ, 320/2000, 967–971.

Papadimitriou, A., Gousi, T., Giannouli, O., Nicolaidou, P.: *The growth of children in relation to the timing of obesity development.* In: Obesity, 12/2006, 2173–2176.

Pearce, J. M., Morton, R.: *Origins of anorexia nervosa.* In: Eur Neurol, 52(4)/2004, 191 f.

PTA in der Apotheke, 3/2005.

PTA Magazin, 7/2007.

Reilly, J. J., Methven, E., McDowell, Z. C., Hacking, B., Alexander, D., Stewart, L., Kelnar, C. J.: *Health consequences of obesity.* In: Arch Dis Child, 9/2003, 748–752.

Reinehr, T.: *Adipositas im Kindes- und Jugendalter: Präventionschancen, Folgeerkrankungen und Wirksamkeit von Therapieansätzen.* In: Kinder- und Jugendarzt. Im Druck.

Reinehr, T., Dobe, M., Kersting, M.: *Therapie der Adipositas im Kindes- und Jugendalter. Das Adipositas-Schulungsprogramm OBELDICKS.* Göttingen, Bern, Toronto, Seattle: Hogrefe 2003.

Salsberry, P. J., Reagan, P. B.: *Taking the long view: The prenatal environment and early adolescent overweight.* In: Res Nurs Health, 6/2007, 297–307.

Salsberry, P. J., Reagan, P. B.: *Dynamics of early childhood overweight.* In: Pediatrics, 12/2005, 1329–1338.

Schäffler, A., Schmidt, S. (Hrsg.): *Lehrbuch und Atlas des menschlichen Körpers.* Sonderausgabe. Frechen: KOMET MA-Service und Verlagsgesellschaft GmbH 2001.

Sen, B.: *Frequency of family dinner and adolescent body weight status: Evidence from the national longitudinal survey of youth, 1997.* In: Obesity, 12/2006, 2266–2276.

St.-Onge, M. P., Keller, K. L., Heymsfield, S. B.: *Changes in childhood food consumption patterns: A cause for concern in light of increasing body weights.* In: Am J Clin Nutr, 12/2003, 1068–1073.

Stice, E., Cameron, R. P., Killen, J. D., Hayward, C., Taylor C. B.: *Naturalistic weight-reduction efforts prospectively predict growth in relative weight and onset of obesity among female adolescents.* In: J Consult Clin Psychol, 12/1999, 967–974.

Stichel, H., l'Allemand, D., Grüters, A.: *Thyroid function and obesity in children and adolescents.* In: Horm Res, 54(1)/2000, 14–19.

Strauss, R.: *Childhood obesity and self-esteem.* In: *Pediatrics*, 105/2000, No. 1.

Thomas, C., Hypponen, E., Power C.: *Prenatal exposures and glucose metabolism in adulthood: Are effects mediated through birth weight and adiposity?* In: Diabetes Care, 4/2007, 918–924.

Ulijaszek, S. J.: *Human diatary change.* In: Phil Trans R Soc London, B 1991, 334, 271–279.

United States Department of Health and Human Services: *The surgeon general's call to action to prevent and decrease overweight and obesity.* 2001.

Whitaker, R. C.: *Predicting preschooler obesity at birth: The role of maternal obesity in early pregnancy.* In: Pediatrics, 7/2004, e29–36.

Widhalm, K.: Editorial. In: Journal für Ernährungsmedizin (Ausgabe für die Schweiz), 6(2)/2004, 4 f.

Wiecha, J. L., Finklestein, D., Troped, P. J., Fragala, M., Peterson, K. E.: *School vending machine use and fast-food restaurant use are associated with sugar-sweetened beverage intake in youth.* In: Journal of the American Dietetic Association, 106(10)/2006, 1624–1630.

Williamson, D. A., Lawson, O. J., Brooks, E. R., Wozniak, P. J., Ryan, D. H., Bray,

G. A., Duchmann, E. G.: *Association of body mass with dietary restraint and disinhibition.* In: Appetite, 8/1995, 31–41.

Yanovski, S. Z., Sebring, N. G.: *Recorded food intake of obese women with binge eating disorder before and after weight loss.* In: Int J Eat Disord, 3/1994, 135–150.

Zimmermann, M. B., Gubeli, C., Puntener, C., Molinari, L.: *Overweight and obesity in 6–12 year old children in Switzerland.* In: Swiss Med Weekly, 9/2004, 523–528.

Links

www.aerztezeitung.de/docs/2001/08/01/142a1101.asp
www.aerztezeitung.de/docs/2007/04/04/063a1103.asp?cat=/medizin/
    herzkreislauf
www.alimentationinfo.org/fra/gezondhC.htm
www.care.diabetesjournals.org/cgi/content/abstract/30/4/918
www.diabetesgesellschaft.ch
www.forumtrinkwasser.de
www.g-o.de
www.holle.ch
www.ivu.org/german/congress/wvc96/identity.html
www.jech.bmj.com/cgi/content/abstract/57/12/969
www.kiggs.de/experten/erste_ergebnisse/Basispublikation/
    koerperlicheGesundheit.html
www.kunden.interface-medien.de/fke/
www.medienwerkstattonline.de/lws_wissen/vorlagen/
    showcard.php?id=1483&edit=0
www.news.harvard.edu/gazette/1998/12.17/fertility.html
www.optipage.de/zucker.html
www.sciencedirect.com/science
www.speiseoele.com/Ernaehrung/Zuckerstoffwechsel_Zuckersucht.htm
www.thieme-connect.com/ejournals/abstract/pid/doi/10.1055/s-2004–828319
www.wienerzeitung.at/Desktopdefault.aspx?TabID=3946&Alias=wzo&lexikon
    =Essen&letter=E&cob=4552

Dr. med. Marianne Koch im <u>dtv</u>

Die Gesundheit unserer Kinder

Was Sie über ihre körperliche und geistige Entwicklung
wissen sollten

ISBN 978-3-423-**24588**-3

Marianne Koch, prominente Internistin und Bestsellerautorin,
legt ein weiteres Nachschlagewerk vor, in dem sie erklärt, welche
Entwicklungsschritte Kinder durchlaufen – von der Ausbildung
des kindlichen Gehirns und des Ich-Bewusstseins bis zur puber-
tären Auflehnung. Sie greift aber auch Reizthemen wie Fernsehen,
Mobbing, falsche Essgewohnheiten auf und zeigt, wie wir damit
umgehen können.

Mein Gesundheitsbuch

6., durchgesehene Auflage

ISBN 978-3-423-**24421**-3

»Ein Nachschlagewerk, das in keinem Haushalt fehlen sollte.«
frau aktuell

Körperintelligenz

Was Sie wissen sollten, um jung zu bleiben

ISBN 978-3-423-**24366**-7

»... Fundierte Angaben über neueste wissenschaftliche
Erkenntnisse und eine kritische Betrachtung so genannter
Anti-Aging-Mittel ... ein Konzept, das vor allem von einem
zehrt: den Erfahrungen einer Frau, die lebt, was sie schreibt.
Und schreibt, wie sie denkt. Ohne Schnörkel ...«
Westdeutsche Allgemeine Zeitung

Tief einatmen!

Eine Entdeckungsreise in den Körper

ISBN 978-3-423-**62194**-6

»Marianne Koch ... setzt in diesem Buch ihr Fachwissen für
die Jüngeren um. Herausgekommen ist ein erfreulich offenes
Buch, das diverse, so gern verschämt verschwiegene
Fragen beantwortet ...«
Buchkultur

Bitte besuchen Sie uns im Internet: www.dtv.de

Gesundes Essen für die »Großen«

die Fortsetzung zum Baby-Kochbuch

Monika Arndt

Das Kinder-Kochbuch
Gesundes Essen, das schmeckt

ISBN 978-3-423-34071-7

Zehntausende von Lesern kennen Monika Arndts Baby-Kochbuch, hier nun kommt die Fortsetzung: Gesunde Küche für Kinder ab drei Jahren. Die erfahrene Kochbuchautorin und Mutter weiß, was Kindern – und Erwachsenen! – schmeckt und zugleich ernährungsphysiologisch wertvoll ist. Sie geht auf die Geschmacksbildung bei Kindern ein, schreibt über Essen als Gemeinschaftserlebnis und berücksichtigt in dem großen Rezeptteil auch besondere Anlässe wie Kindergeburtstage und Kindergartenfeste. Da Allergien und Übergewicht bei Kindern immer mehr zunehmen, zeigt sie auf, was bei der Ernährung dieser Kinder zu berücksichtigen ist. Alle Gerichte lassen sich schnell und ohne große Vorkenntnisse zubereiten und schmecken Eltern und Kindern gleichermaßen.

»Statt Kindern lustige Wurstgesichter, mit Smarties verzierte Kuchen oder ständig Nudeln und Pommes vorzusetzen, sollte man besser ihre Geschmacksnerven trainieren und die Lust an ausgewogener und abwechslungsreicher Ernährung wecken. Insofern hat ›Das Kinder-Kochbuch‹ den richtigen Ansatz.«
Stuttgarter Nachrichten

»... Meine Meinung: Guter, umfassender Ratgeber für gesunde Kinderernährung ...«
»... Die Rezepte sind wunderbar und wirklich einfach, dennoch raffiniert und schmecken super ...«
Leserstimmen

Bitte besuchen Sie uns im Internet: www.dtv.de

... Eltern sein dagegen sehr
Erziehungsberater im <u>dtv</u>

Maria Montessori
Kinder sind anders
Übers. v. P. Eckstein und
U. Weber
ISBN 978-3-423-36047-0

Gerlinde Ortner
Märchen, die Kindern helfen
Geschichten gegen Angst und
Aggression, und was man
beim Vorlesen wissen sollte
ISBN 978-3-423-36107-1

Neue Märchen, die Kindern helfen
Geschichten über Streit, Angst
und Unsicherheit, und was
Eltern darüber wissen sollten
ISBN 978-3-423-36154-5

Wolfgang Oelsner
Gerd Lehmkuhl
Schulangst erfolgreich begegnen
Ein Ratgeber für Eltern und
Lehrer
ISBN 978-3-423-34139-4

Jirina Prekop
Christel Schweizer
Unruhige Kinder
Ein Ratgeber für beunruhigte
Eltern
ISBN 978-3-4233-36030-2

Julia Rogge
Der Familienführerschein
ISBN 978-3-423-34330-5

Claudia Schäfer
Montessori in der Pubertät
Ein Elternratgeber
ISBN 978-3-423-34195-0

Hilfe, mein Kind spricht nicht richtig
Sprachförderung in der
Familie
ISBN 978-3-423-34419-7

Manfred Spitzer
Vorsicht Bildschirm!
Elektronische Medien,
Gehirnentwicklung, Gesundheit und Gesellschaft
ISBN 978-3-423-34327-5

Gerlinde Unverzagt
Benehmen macht Schule
Gute Gründe für gute
Manieren
ISBN 978-3-423-34155-4

Wörterbuch Pädagogik
Von Horst Schaub und
Karl G. Zenke
ISBN 978-3-423-34346-6

Peer Wüscher
Pubertät
Das Überlebenstraining
für Eltern
ISBN 978-3-423-34182-0

Bitte besuchen Sie uns im Internet: www.dtv.de